健康ライブラリー　イラスト版

知的障害/発達障害のある子の育て方

筑波大学医学医療系教授
徳田克己

筑波大学医学医療系准教授
水野智美　監修

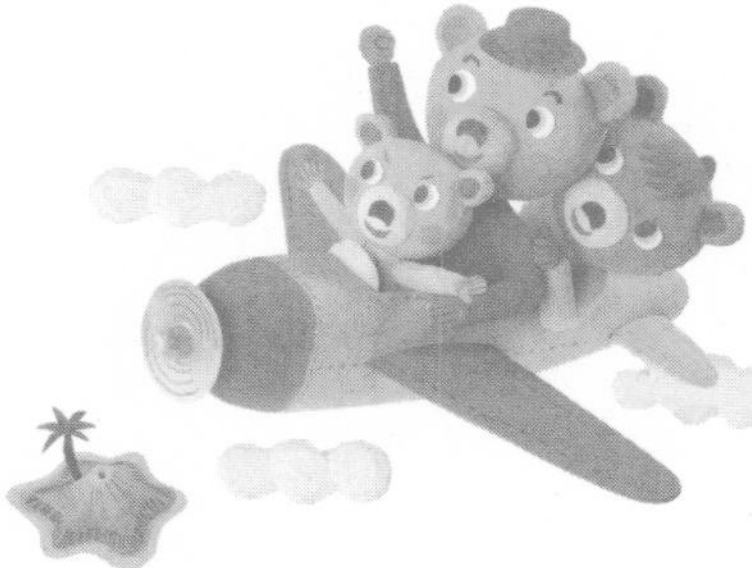

講談社

まえがき

よそのお子さんはとっくにできていることが、うちの子はまだできない。「ママ」や「パパ」という言葉を口にしない。簡単な会話も成立しない。何度注意しても走り回る――親が育てにくさを強く感じているお子さんには、発達のかたより（発達障害の傾向）や、発達の遅れ（知的な遅れ）があると考えられる場合が少なくありません。

発達のしかたに特有の傾向がみられ、そのために苦手なことがあり、また子ども自身が困ることが生じているのであれば、発達障害の傾向があると考えられます。発達障害は、その特性の現れ方から、自閉症スペクトラムやＡＤＨＤなど、いくつかの状態に分類されます。

これに対して知的障害は、全体的に発達の遅れがあり、そのために子どもが困惑している状態をいいます。発達障害の傾向のある子どもがいろいろな検査を受けた結果、「知的障害もある」と判明することもあります。

この本を手にとられたあなたは、子どもの状態に対してつけられた「障害」という言葉に落胆し、悲嘆に暮れているかもしれません。

しかし、子どもは発達していきます。子どものもてる能力を最大限に伸ばすために、保護者は家庭で、いつ、なにをすればよいのかを解説したのがこの本です。子どもにとってわかりやすい家庭の環境をつくり、わかりやすい働きかけ方を続けていけば、子どもの「できること」は着実に増えていきます。

注意したいのは、「わかること」「できること」は、厳しく教え込むことで増やせるものではないということです。子どもの特性を知り、そのうえで、今、その子が必要としているかかわり方を続けていくことが大切なのです。

じつは、本書を監修した私たち自身、発達障害の傾向があります。本書がみなさまにとって、子どもへの理解を深め、適切なかかわり方を知るための一助となれば望外の喜びです。

筑波大学医学医療系教授　徳田克己
筑波大学医学医療系准教授　水野智美

知的障害／発達障害のある子の育て方

もくじ

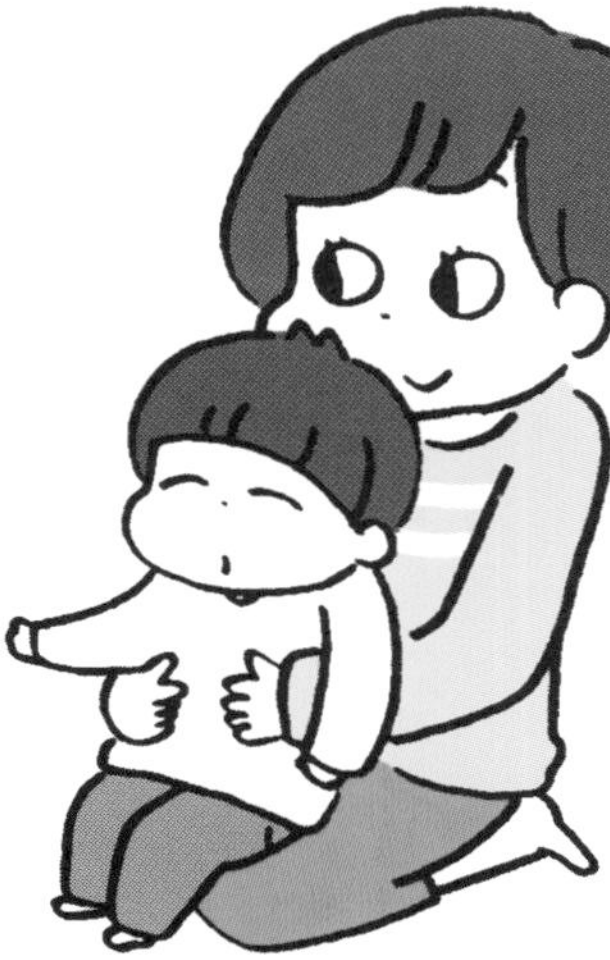

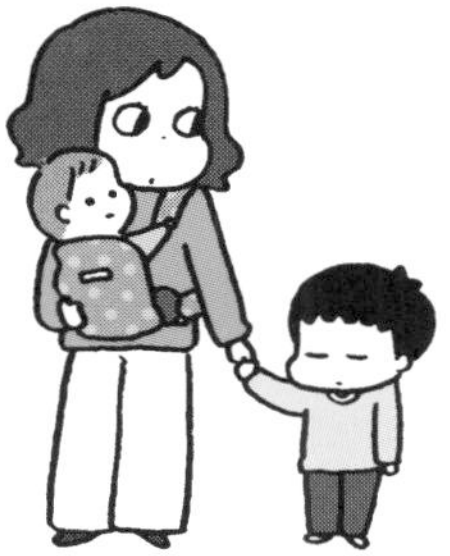

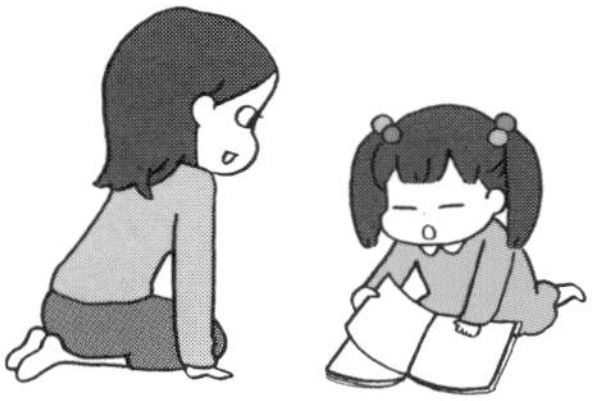

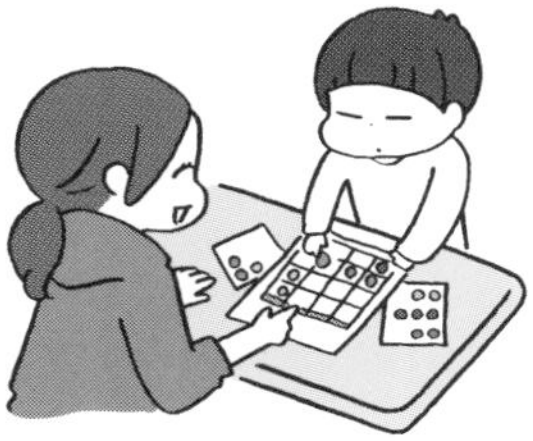

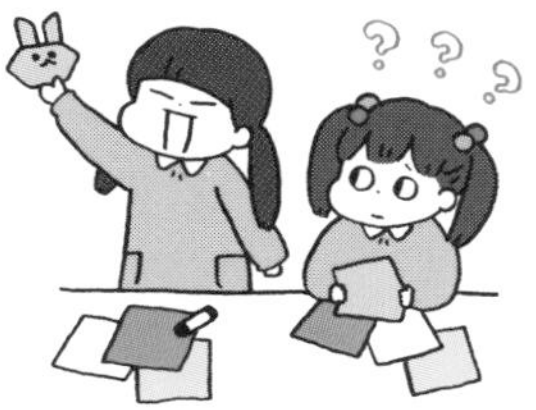

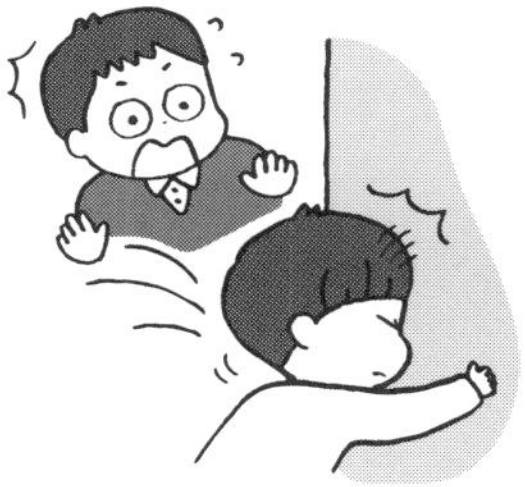

本書に登場する子どもたち

発達障害の傾向があり、知的な遅れもみられる4人の子どもたち。どんな生活を送っているのでしょうか?

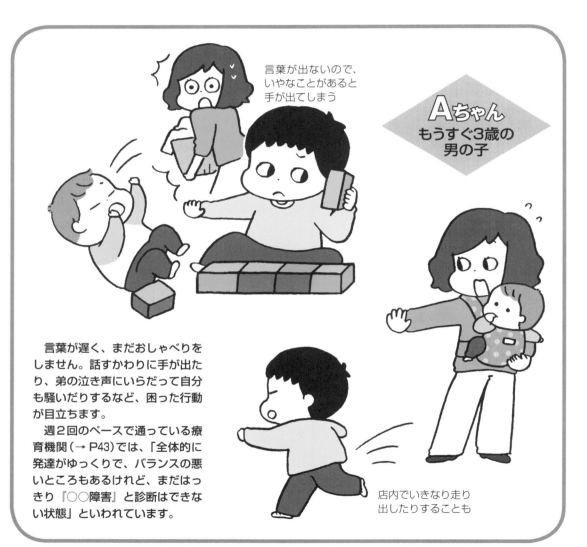

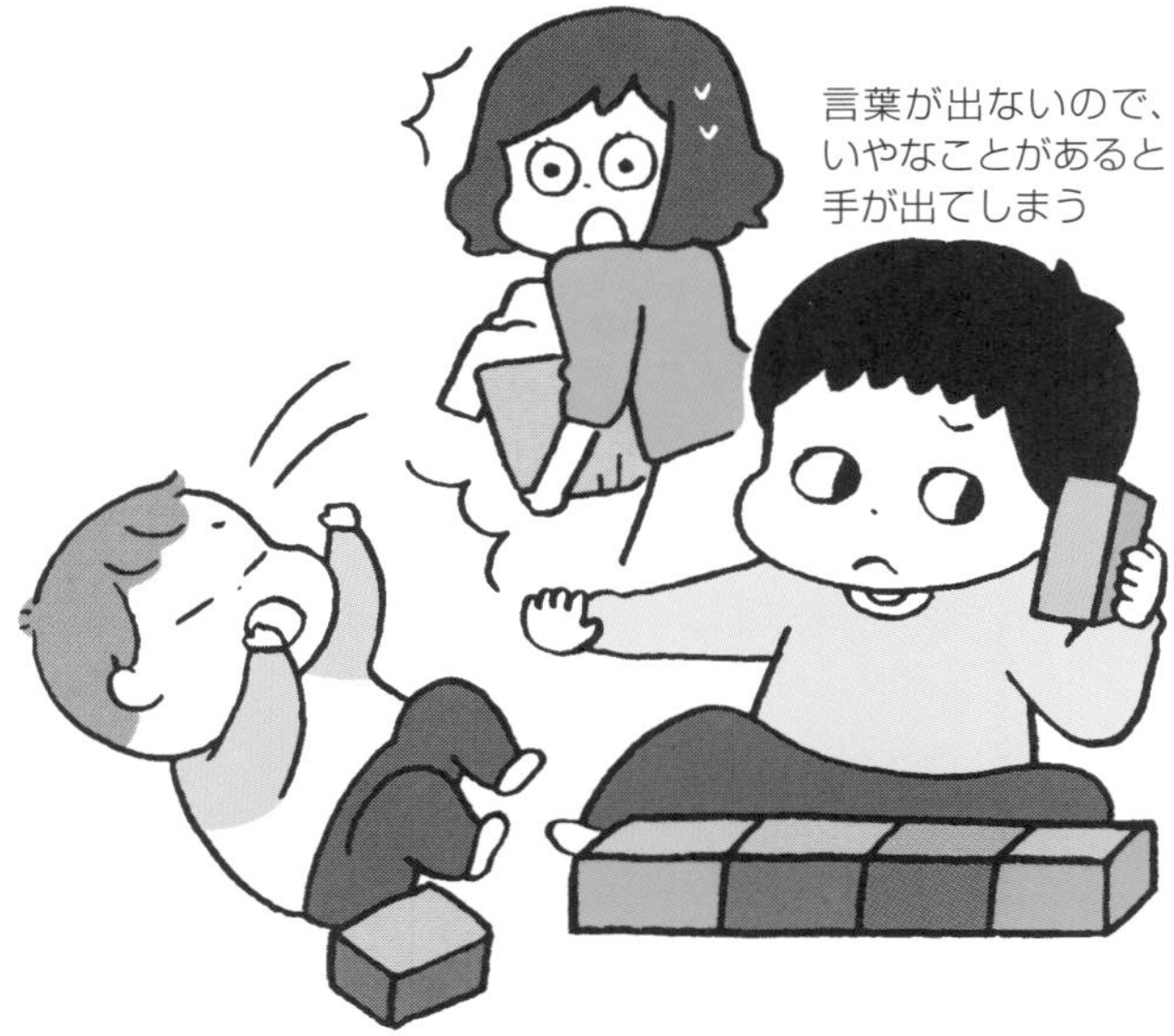

言葉が出ないので、いやなことがあると手が出てしまう

Aちゃん
もうすぐ3歳の男の子

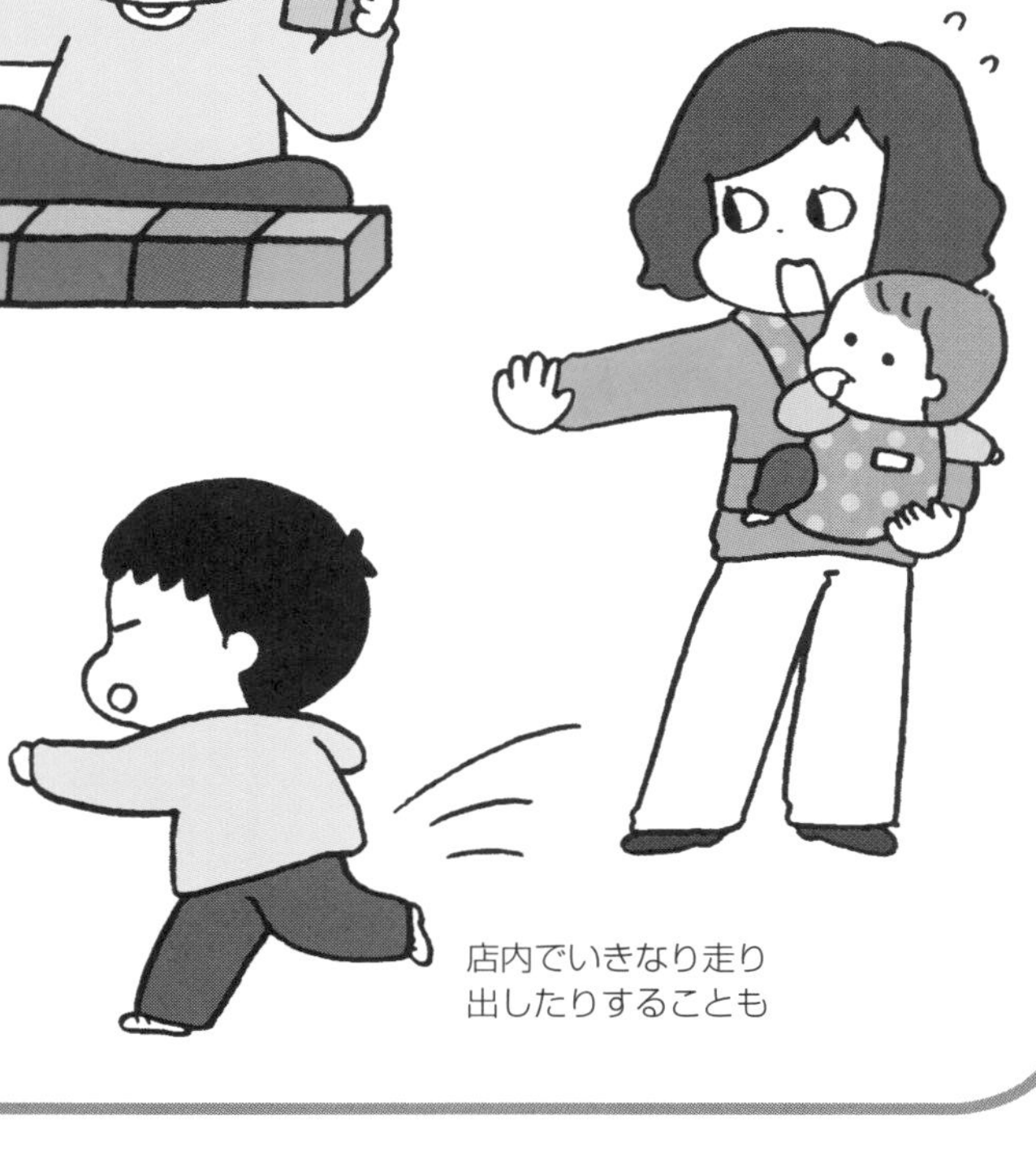

店内でいきなり走り出したりすることも

言葉が遅く、まだおしゃべりをしません。話すかわりに手が出たり、弟の泣き声にいらだって自分も騒いだりするなど、困った行動が目立ちます。

週2回のペースで通っている療育機関(→ P43)では、「全体的に発達がゆっくりで、バランスの悪いところもあるけれど、まだはっきり『○○障害』と診断はできない状態」といわれています。

Bちゃん
4歳の男の子

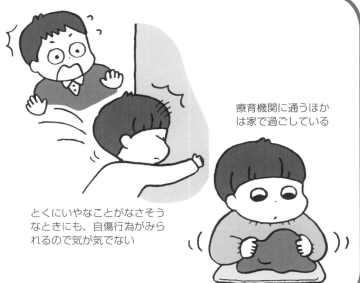

3歳児健診をきっかけに、療育機関に通うようになりました。その後、医療機関で診断を受け、自閉症スペクトラムと知的障害（→P24）があるといわれています。

意味のある言葉はほとんど話しません。おむつがとれていませんし、頭を打ちつけるといった危ない行動がたびたびみられるなど、親は対応に苦慮しています。

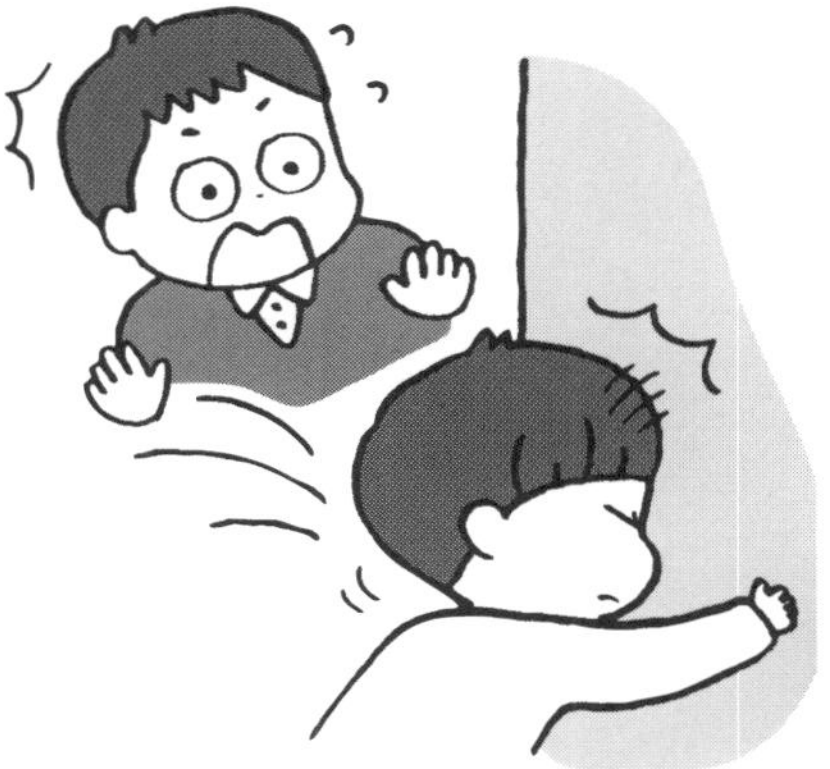

とくにいやなことがなさそうなときにも、自傷行為がみられるので気が気でない

療育機関に通うほかは家で過ごしている

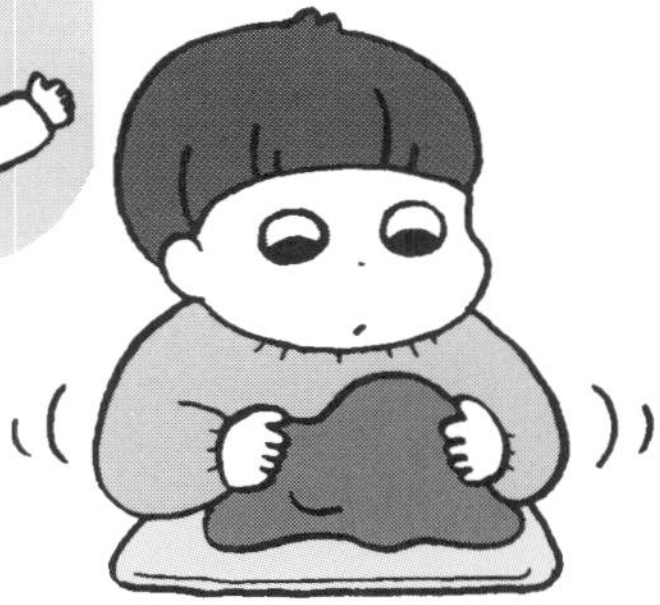

Cちゃん
5歳の女の子

保育園に通っていますが、集団遊びは苦手で、たいてい一人で遊んでいます。言葉は話しますが、会話らしい会話になりません。

保育士のすすめもあり発達検査（→P16）を受けたところ、自閉症スペクトラムの傾向がみられること、知的な遅れがみられることがわかりました。親は、通常学級に入れるつもりでいましたが、ここにきて、勉強についていけるか不安になってきています。

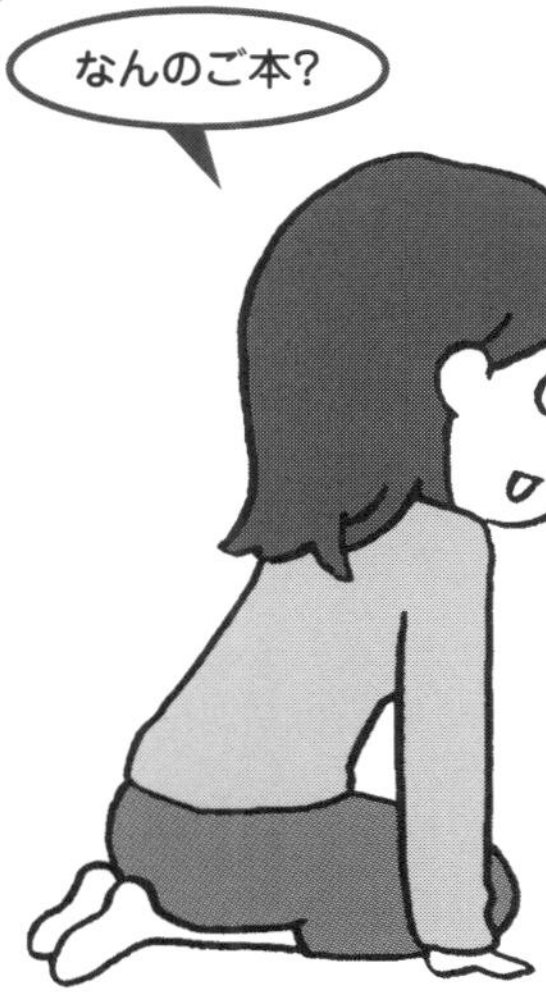

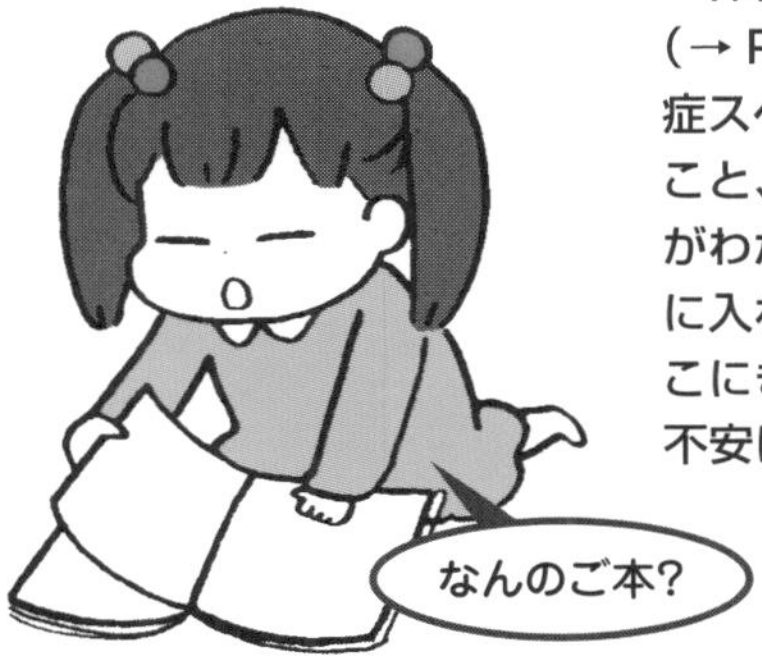

オウム返しやセリフのような決まった言い回しが多い

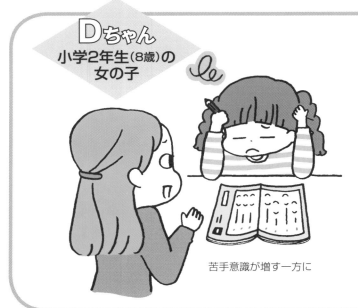

Dちゃん
小学2年生（8歳）の女の子

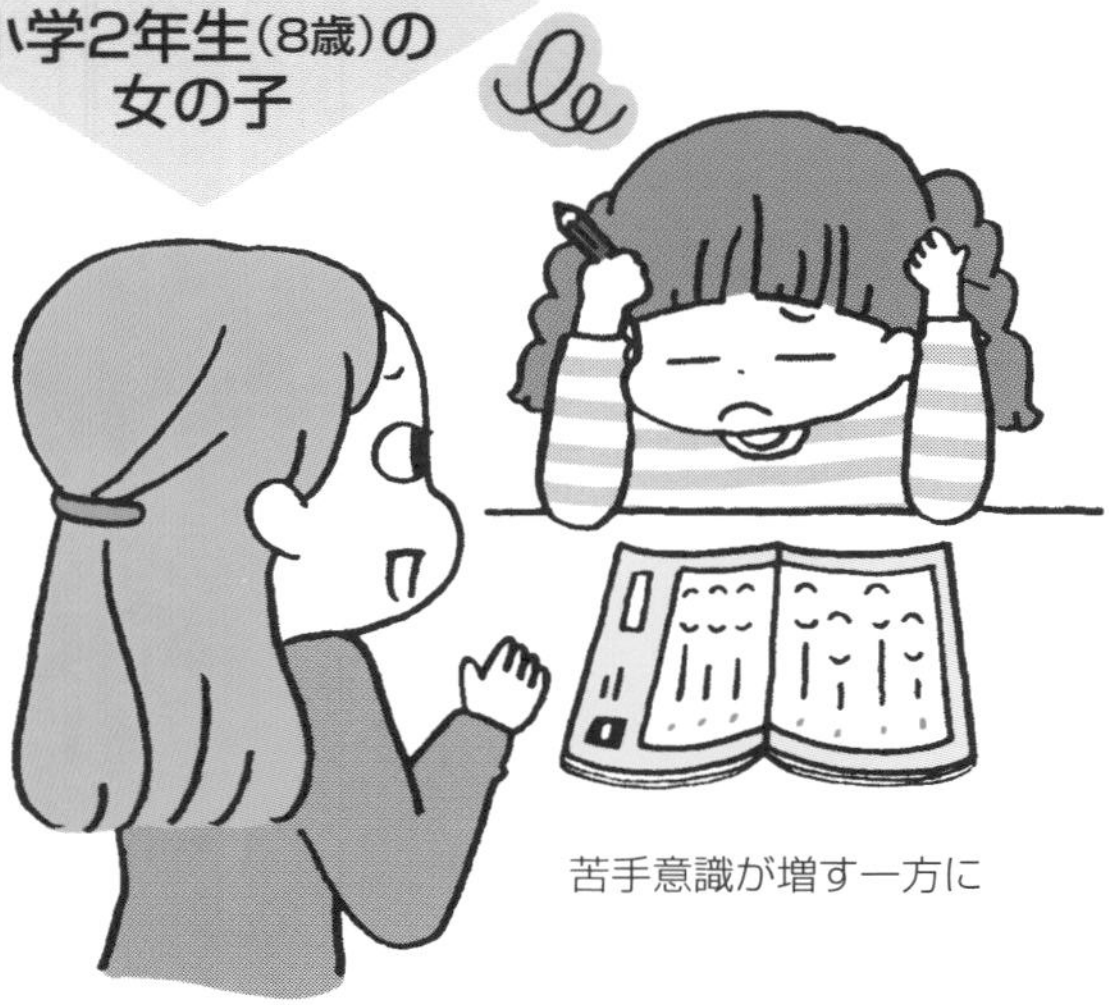

苦手意識が増す一方に

小さな頃から、なにをするのもゆっくりな子どもでしたが、乳幼児健診でとくに指摘を受けたことはなく、幼稚園の先生にも「のんびりした性格なんでしょう。お友だちとも遊べているから大丈夫」といわれていました。

しかし、小学校では勉強にまったくついていけません。スクールカウンセラーのすすめで医療機関を受診したところ、知的な遅れがあり、ADHD（→ P34）の傾向もあることがわかりました。なんとか追いつくために、親が一生懸命、勉強をやらせていますが、なかなか成果が出ない状態が続いています。

共通するけれど違うこと
違いはあっても共通すること

発達障害は、発達のしかたに特性（特有の傾向）があるために、困ったことが生じている状態をいいます。知的能力の発達に遅れがみられ、そのために生活上でさまざまな困ったことがあるのなら「知的障害がある」とされます。

発達障害にはいくつかのタイプがあり、知的障害は、障害の程度によって状態が大きく異なります。ですから、「発達障害の傾向があり、知的な遅れがみられる子ども」という共通点はあっても、一人ひとりの状態はさまざまです。

しかし、親として子どもの育ちを応援するためにできること、しないほうがよいことには、共通する点がたくさんあります。それを本書でいっしょに学んでいきましょう。

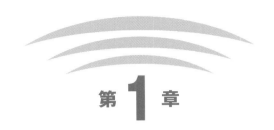

第1章

もしかしたら、この子は……

「この年齢（月齢）なら、これくらいのことはできるはず」
と思っていたのに、どうも様子がおかしい……。
子どもの様子が心配になったり、
周囲の人に指摘されて不安を覚えたりしたとき、
保護者はどう対応していけばいいのでしょうか？

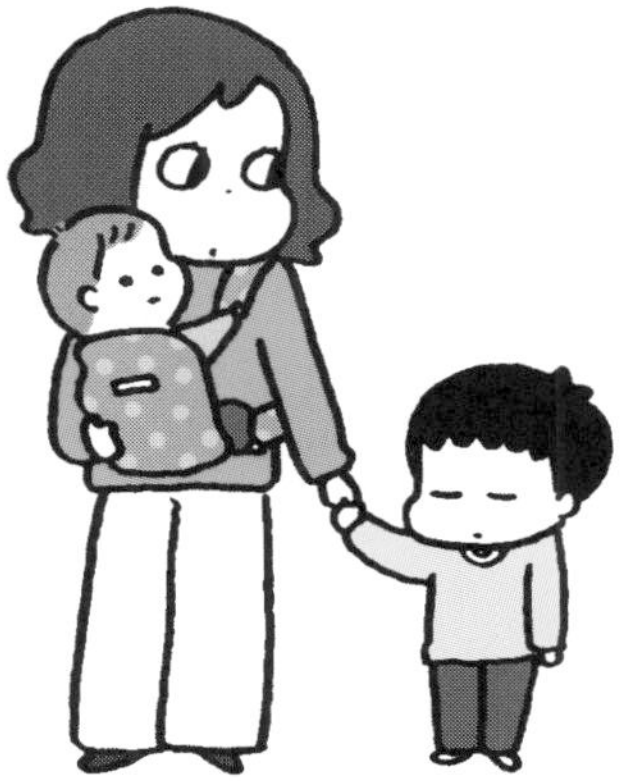

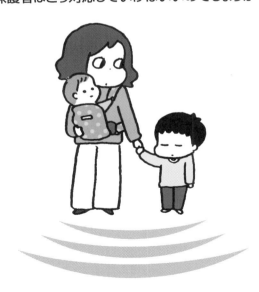

「育てにくさ」「ほかの子との違い」を感じやすい

乳幼児期から特性が明らかになりやすい発達障害には、自閉症スペクトラムやＡＤＨＤがあります。知的な遅れをともなう場合も、「発達のでこぼこ」がみられる点は同じです。

あてはまることをチェックしてみよう

自閉症スペクトラムやADHDなど発達障害のある子どもは、乳幼児期からその特性がさまざまなかたちで現れます。ここに示す項目にあてはまることが多い場合には、発達障害の傾向が強いと考えられます。

「言葉」について気がかりなことはP12でチェック！

★自閉症傾向　☆ ADHD 傾向

感覚

□赤ちゃんの頃から、だっこされるのが嫌い（だっこしようとすると、のけぞったり、身をよじったりする）★

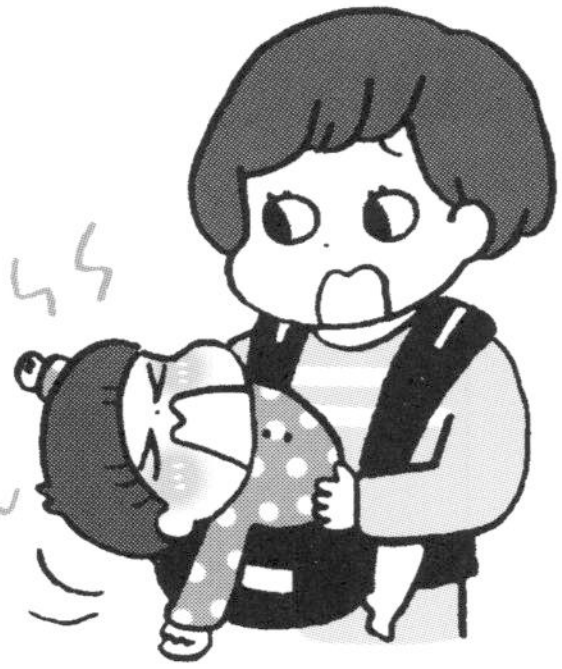

□特定の音が苦手でいやがる（ドライヤー、掃除機、トイレのジェットタオル、花火など）★

□音がするほうにすぐ注意がそれて、集中できない ☆

コミュニケーション

□話しかけても目を合わせない★

□バイバイをするときに、手のひらを自分に向ける ★

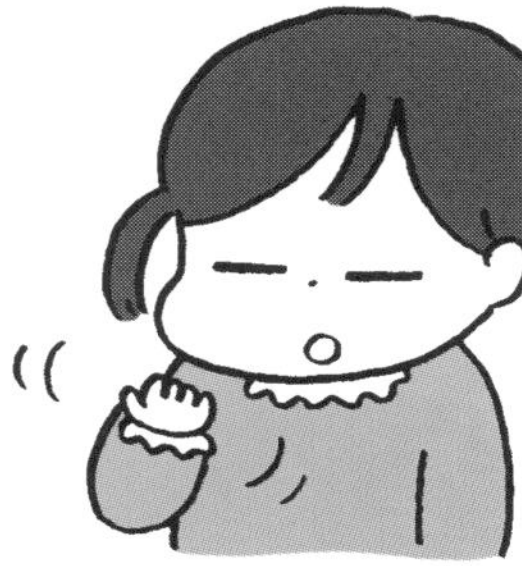

□ほしいものがあっても、指差しをして要求しない ★

□ほかの人の手を取って、自分のほしいものを取ろうとする（クレーン現象）★

発達障害の傾向は乳幼児の頃からみられる

発達障害の傾向がある子どもに対し、保護者は子どもが乳幼児の頃から「この子は育てにくい」「ほかの子より成長が遅い」などという悩みをかかえがちです。

発達障害のある子どもには、運動や言語、社会性などの発達のしかたの一部に、定型発達の子どもとは異なる特性がみられます。それが、「育てにくさ」や「ほかの子との違い」を感じさせることにつながるのです。

発達障害、とくに自閉症スペクトラムの傾向がある子どもには、知的な発達の遅れがみられる場合も少なくありません（→P12）。

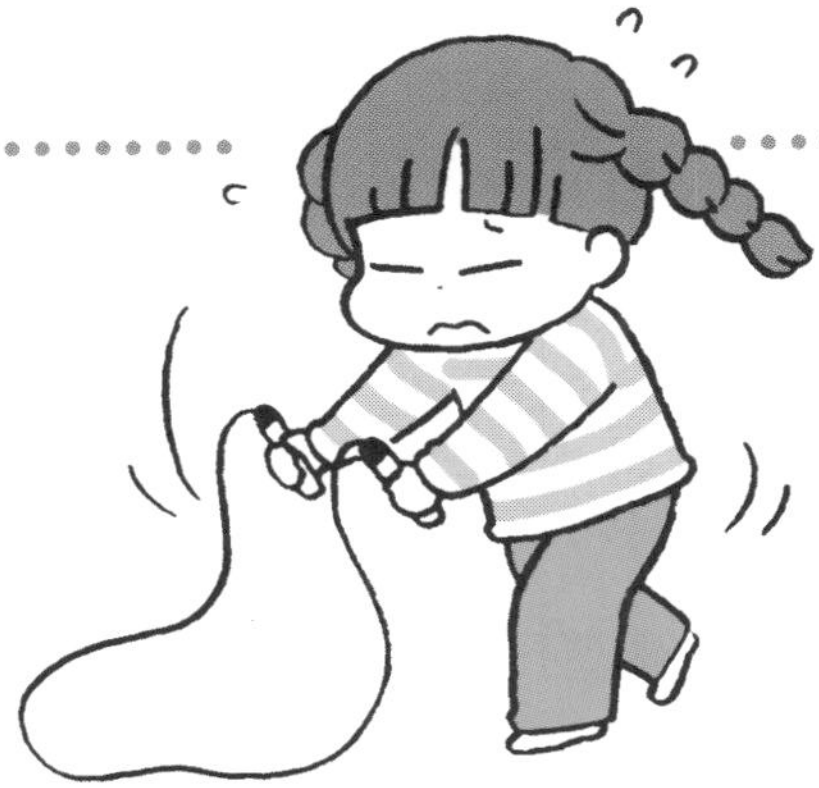

発達障害や知的障害がある子どもは、運動面でぎこちなさが目立つことも多い

運動・動作・行動

□姿勢よく座ることが苦手 ★
□じっとしていられない（貧乏ゆすり、爪かみ、頭をかく、髪を触る、手や足をかく、3歳になっても食事中に立ち歩くなど）☆
□棚の上、タンスの上など高いところにのぼりたがる（のぼってしまう）★☆
□目的のものがあるとそれしか目に入らずに突進していく ☆
□顔の前で手をひらひらさせたり、意味もなくくるくる回ったりしている ★
□（幼稚園や保育園などで）先生の指示からワンテンポ遅れて行動する ★

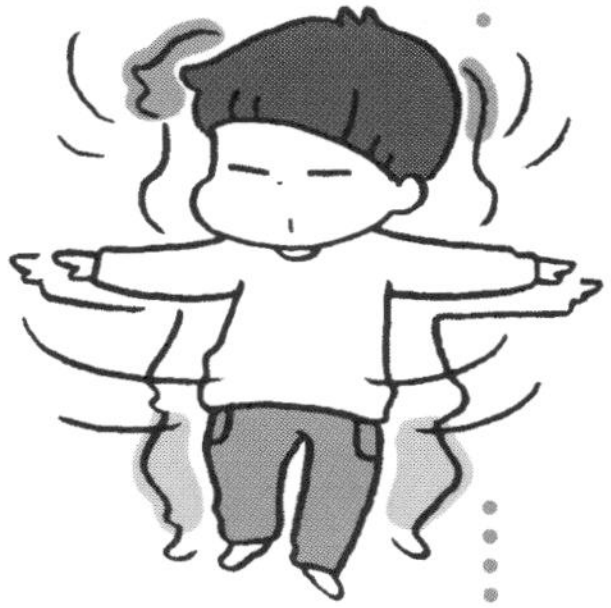

生活

□食べものの好き嫌いが激しい ★
□食器をうまく使えない ★
□昼寝をしない／夜眠らない（乳児期を過ぎても睡眠のリズムが定まらない、寝ついてもちょっとした刺激ですぐに目覚める）★
□こだわりが強い（遊びや服、手順や道順、置き場所などがいつも同じでないと怒る）★
□ものの取り間違えが多い（ほかの人の靴をはいていたり、ほかの人のものを使っていたりする）☆
□何度注意されても同じことをくり返す（走らないように注意されても、すぐに走り回る、など）☆
□ひんぱんに持ちものをなくす ☆
□食事や着替えの最中にぼーっとしていて、なかなか終わらない ☆
□（3歳を過ぎても）まわりの子どもにまったく関心がなく、一人遊びばかりしている ★

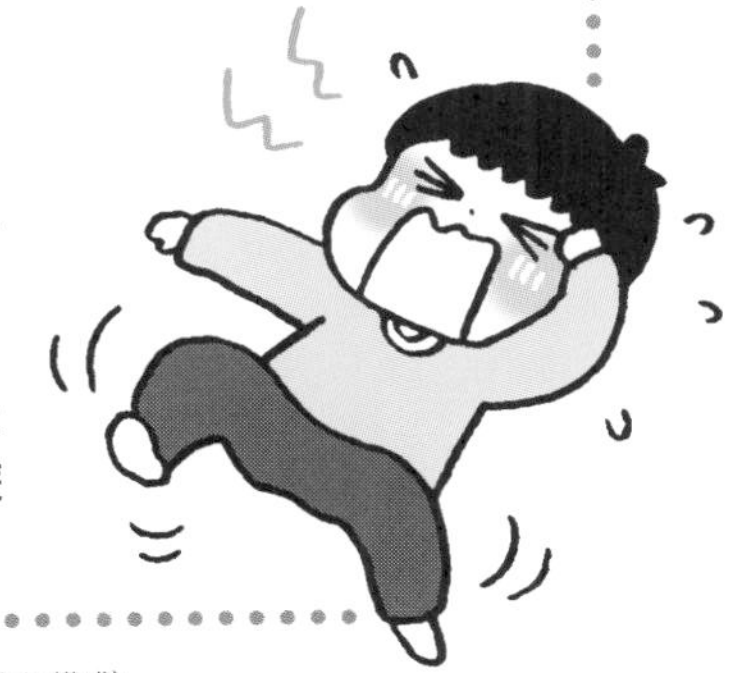

（「子ども支援研究所」作成のリストをもとに構成）
※これらの項目は、あくまでも自閉症やADHDの傾向が強くあるかどうかの目安であり、あてはまる項目が多いからといって、自閉症やADHDだと断定するものではない

気がかりなサイン②

言葉を「話さない」ことより「聞いてわかるか」に注目を

子どもの言葉の遅れについての心配は「話せるかどうか」に目が向きがちですが、知的な面での遅れが心配されるのは、言われていることが理解できているかどうかという点です。

「言葉」にみられる気がかりなサイン

言葉を理解し、話すようになることは、子どもの知能の発達を示す大きな手がかりになります。

知的な遅れがある子どもは、「言葉」について気がかりなことが現れやすい傾向がみられます。

言葉での指示が伝わりにくい

聞こえの悪さが影響していることもあるが、言葉の意味がわかっていない可能性がある

同じ年頃の子より言葉が出るのが遅く、意味のある言葉を発しない

口や舌、声帯などがうまく動かせないために言葉が出ないこともあるが、３～４歳で発語がないようなら、発達の遅れがある可能性が高い

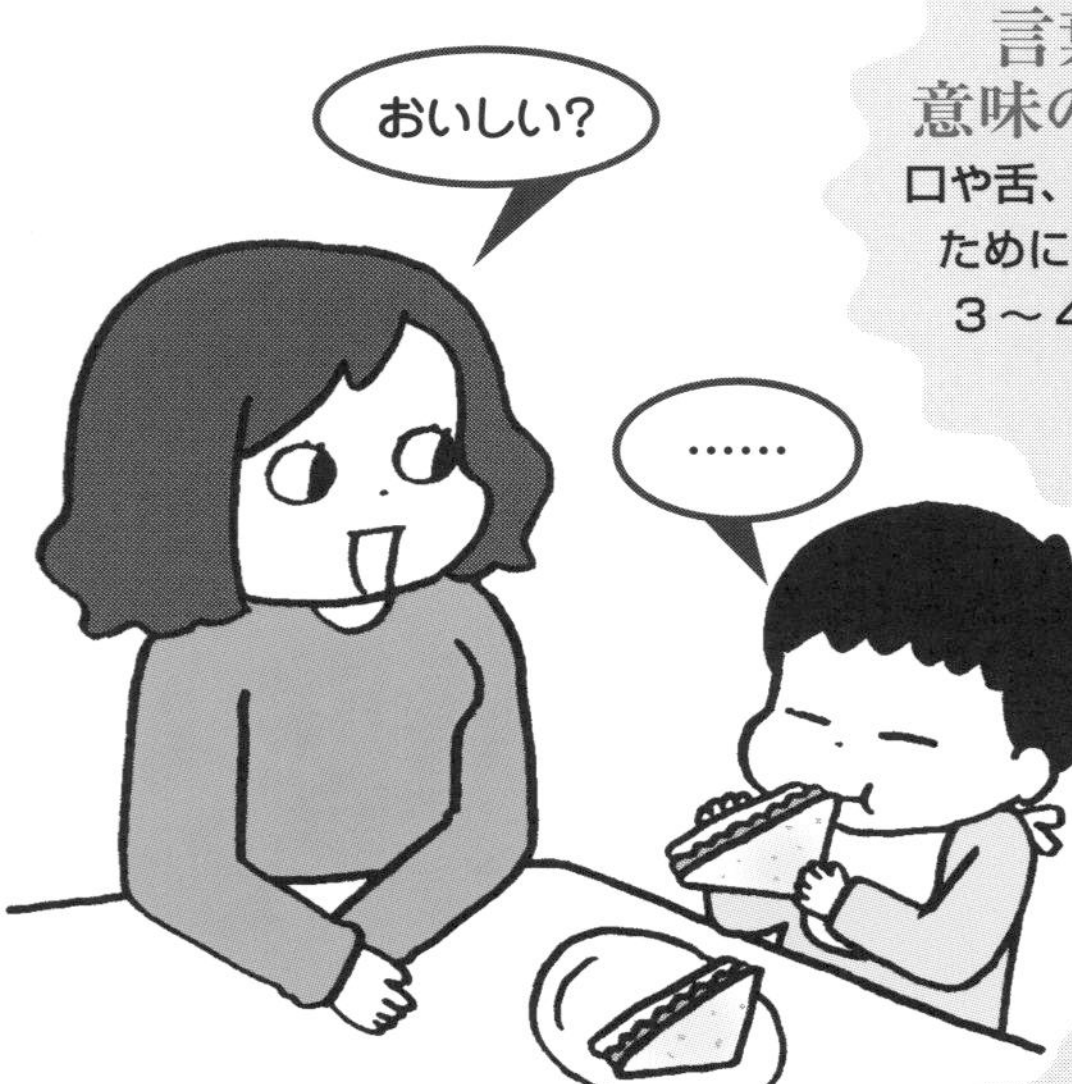

話すようにはなったが、気がかりな点がある

言葉でのコミュニケーションがなかなかうまくいかないのは、自閉症スペクトラムの特徴の一つ

□子ども自身は言葉を話しているが、話が一方的で会話が成立しない
□ひとり言（テレビ CM のフレーズ、アニメ主人公のセリフ、両親の口ぐせなど）が多い

（「子ども支援研究所」作成のリストによる）

言葉には2つのタイプがある

　言葉には、「聞いてわかる言葉（理解言語）」と「話す言葉（表出言語）」の2つのタイプがあります。子どもは「言われたことがわかる」ようになって初めて意味のある言葉を話せるようになります。

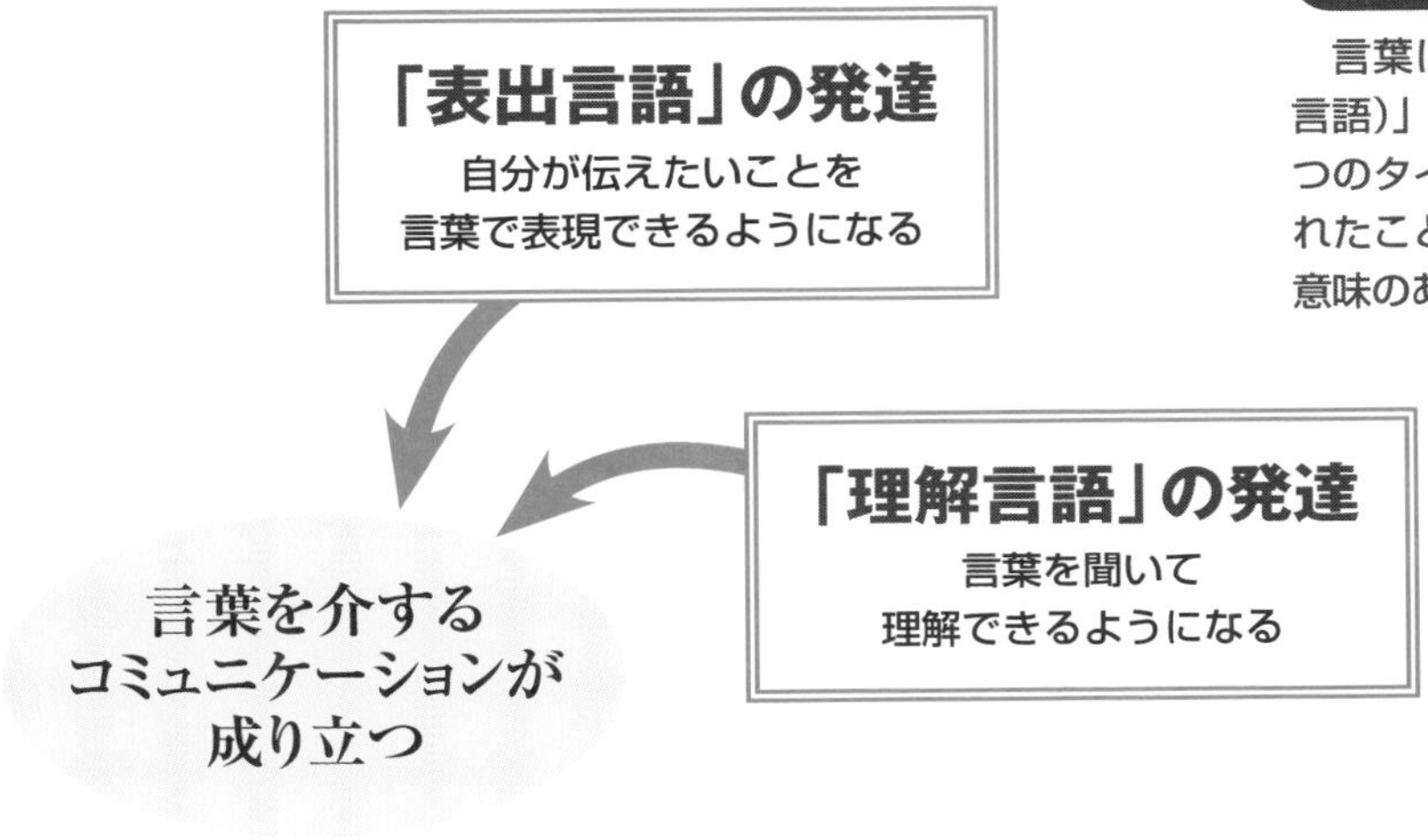
「表出言語」の発達
自分が伝えたいことを
言葉で表現できるようになる
「理解言語」の発達
言葉を聞いて
理解できるようになる
言葉を介する
コミュニケーションが
成り立つ

個人差はあるが適切な働きかけは大切

　一歳、一歳半、二歳を過ぎて、「まんま」「わんわん」などといった意味のある言葉がまったく出てこないと、保護者の不安は深まります。ただ、言葉が出てくる時期には個人差があります。なかなか言葉が出なくても、言われていることがわかっている様子がみられれば、知的発達の面で大きな遅れはない可能性が高いでしょう。

　言葉の意味がわからなければ、発語は増えません。子どもの理解を促すような働きかけを続けていくことが大切です（→第3章、第4章）。

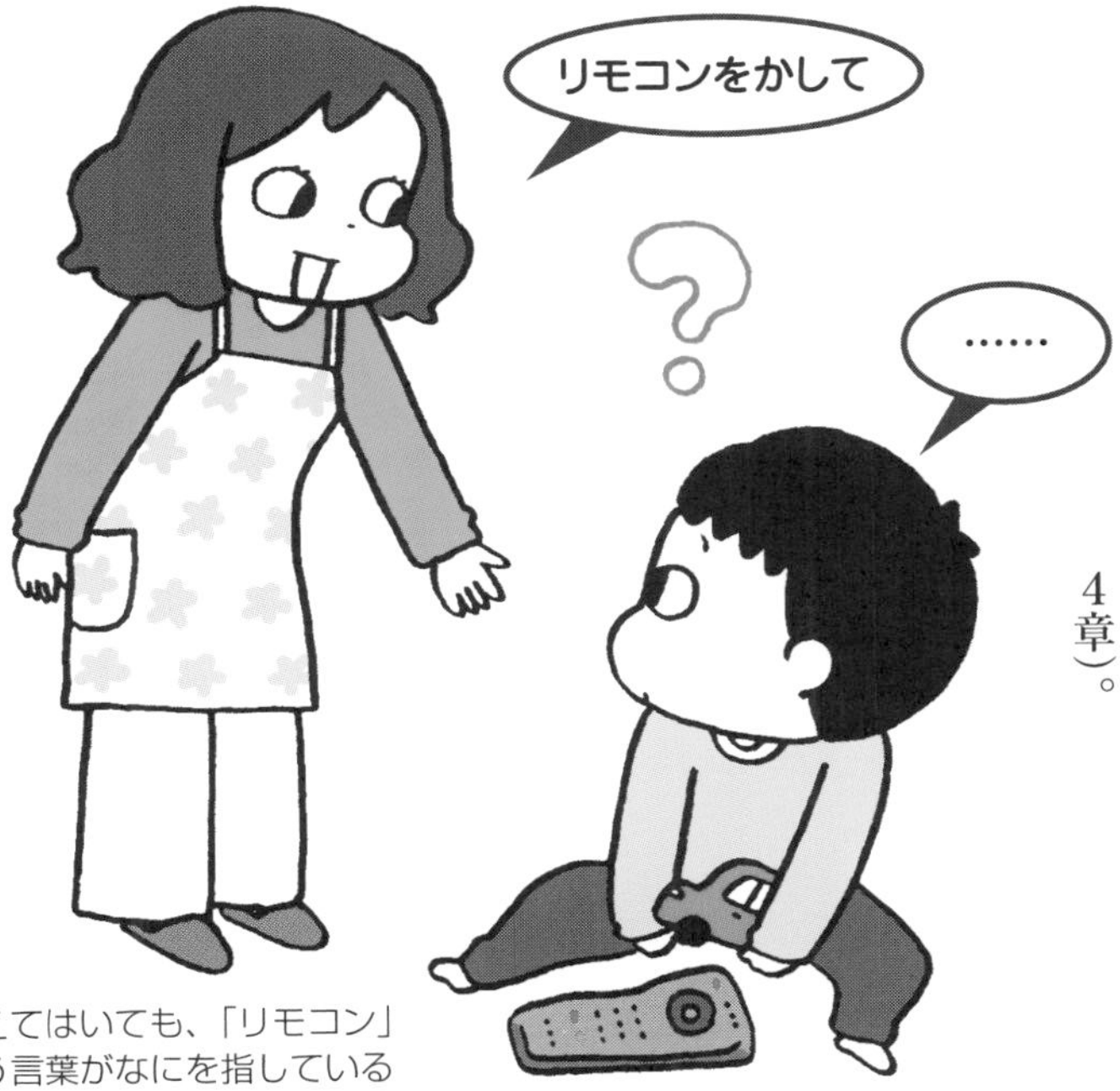
リモコンをかして
……

聞こえてはいても、「リモコン」という言葉がなにを指しているのか、「かして」がなにを意味しているのか、言葉の意味がわからないと指示は伝わらない

多くは「乳幼児健診」が発達支援の入り口に

多くの場合、出生後すぐに知的障害や発達障害があるとわかるわけではありません。乳幼児健診をきっかけに支援を受け始める場合にも、しばらくは様子をみていくことが必要です。

乳幼児健診を受けたあとの流れ

乳幼児健診では、子どもの心身の発達の状態を医師や心理士（師）、保健師などがチェックします。発達障害の傾向や発達の遅れがあると判断された場合には、個別相談をすすめられたり、子育て支援センターなどの利用をすすめられたりします。

乳幼児健診

母子保健法に基づき、各自治体では１歳６ヵ月児健診と３歳児健診がおこなわれています。乳幼児健診で「要観察・要精密」などとされる子どもは４人に１人。そのうちの約４割、全体の約１割は発達面、行動面で気がかりな点があるとされています（日本臨床心理士会調べ）。

個別相談

自治体が設けている発達相談窓口や、児童発達支援センター、保健センターなどで相談を受けつけています。まずはゆっくり、子どもの様子や子育てで困っていることなどを相談してみましょう。

子育て支援センターなど

保育園などに行っていない場合には、子育て支援センターなどを利用し、同年齢の子どもとのかかわりを増やしながら、発達を促していきます。

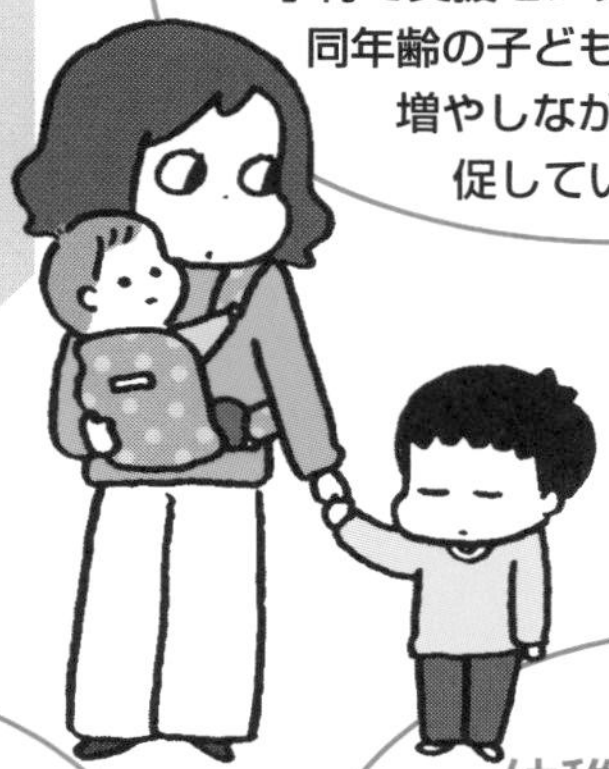

療育機関

治療と保育・教育を同時におこなうことを「療育」といいます（→ P40）。自治体が設置する公的な療育機関などの利用をすすめられることもあります。

保育園・幼稚園・こども園

保育園などに通園しているなら、乳幼児健診や個別相談で指摘された点を保育者に伝え、日頃の園での様子も聞きながら対応を考えます（→ P20）。

支援を受けながら子どもの様子を見守る

出生の前後にみつかった病気が原因で、子どもに知的障害があるとわかっている場合もあります。しかし多くの場合、乳幼児健診で指摘を受けるような気がかりな点が、「障害」と判断されるようなものなのか、たんに発達がゆっくりなだけなのか、あるいは健診時に「たまたまそうだった」というだけなのか、すぐには判断できません。

さまざまな発達支援の取り組みがおこなわれていますので、それらを上手に利用しながら、子どもの様子を見守っていきましょう。

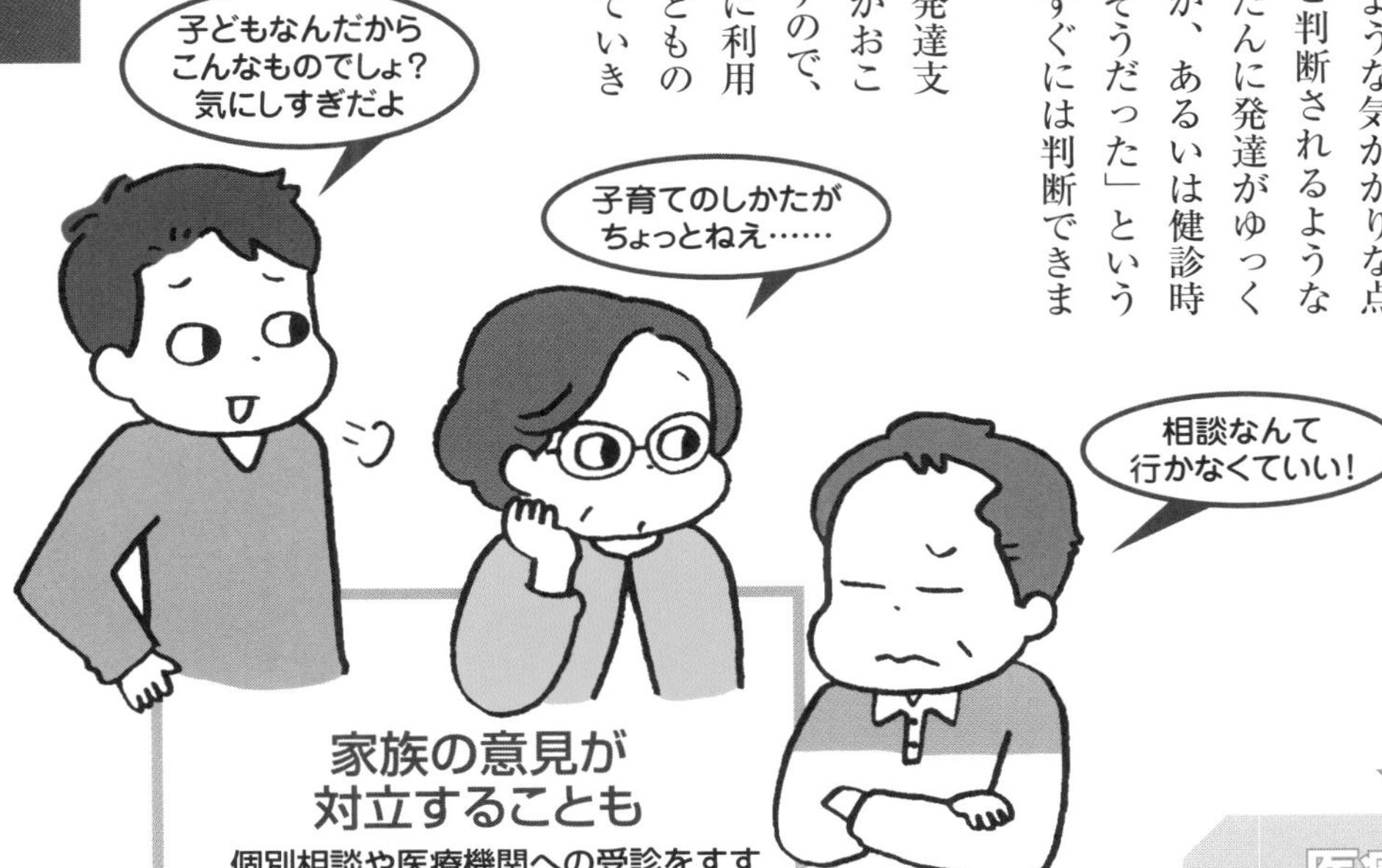
子どもなんだから
こんなものでしょ？
気にしすぎだよ
子育てのしかたが
ちょっとねえ……
相談なんて
行かなくていい！

家族の意見が対立することも

個別相談や医療機関への受診をすすめられると、「問題あり」と烙印《らくいん》を押されたように感じ、反発する人は少なくありません。保護者（多くの場合、子どもの母親）は相談・受診を希望していても、「そんな必要はない」などと、ほかの家族が反対する例もあります。

しかし、「うちの子はほかの子とちょっと違うかな」と感じるようになれば、支援を受けることへの抵抗は減っていきます。ふだんの子どもの様子を伝えたり、「自分が不安だから」と親自身の安心感を得たいということを伝えていきましょう。

保育園の先生にも心配されているし、念のため専門家の話を聞いておきたいな

相談すれば、私が安心できるから……

医療機関

子どもの状態を把握する目的で、医療機関への受診をすすめられることもあります（→ P16）。

乳幼児健診ではとくに指摘を受けていない場合でも、気がかりなことがあるようなら受診は可能

診断に必要なこと

時期をみて医療機関で診察、検査を受ける

知的障害や発達障害は、ある程度の年齢にならないとはっきり診断できないことが多いものです。ほかに心配な症状がないかぎり、急いで医療機関に駆け込む必要はありません。

診断までの流れ

知的障害や発達障害の診断は医療機関で下されます。どこを受診すればよいか、自治体の相談窓口や療育機関、子どもの通園先などに相談してみましょう。

受診前の準備

- 受診先に電話をして予約をとる
- 予約の際に指示されたもの（通園先の保育者や、療育機関に通っている場合には指導員からみた子どもの様子についての情報など）
- 健康保険証・母子手帳

問診・診察・行動観察

医師は保護者から話を聞くほか、子どもの言葉の発達の様子、行動の特徴、人とのかかわり方、コミュニケーションの方法などを時間をかけて観察します。身体的な特徴や運動機能なども調べます。

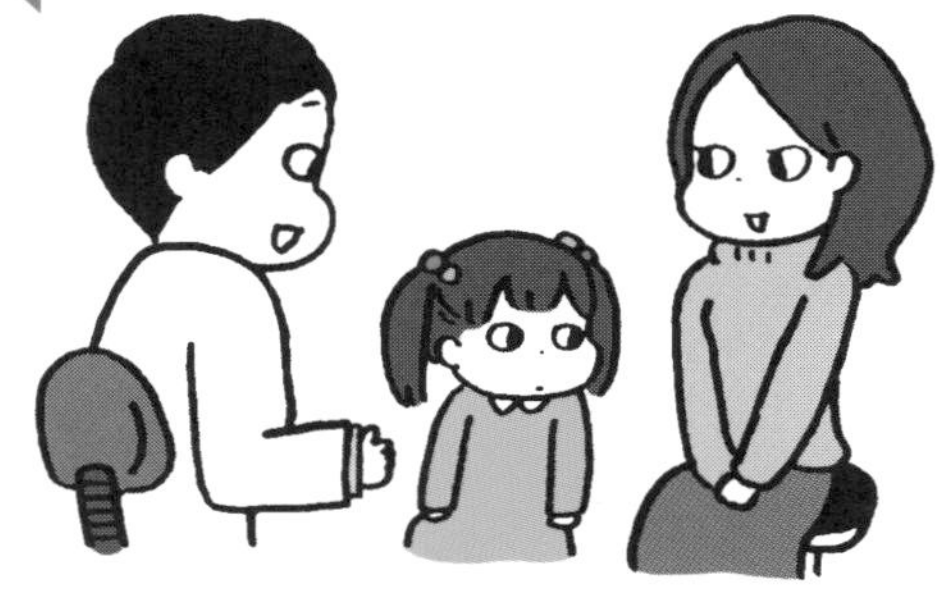

発達検査・知能検査

どのようなことができて、なにが苦手なのか、どの程度の発達を遂げているかを確認する検査をおこない、知能指数（IQ）または発達指数（DQ）を示します。

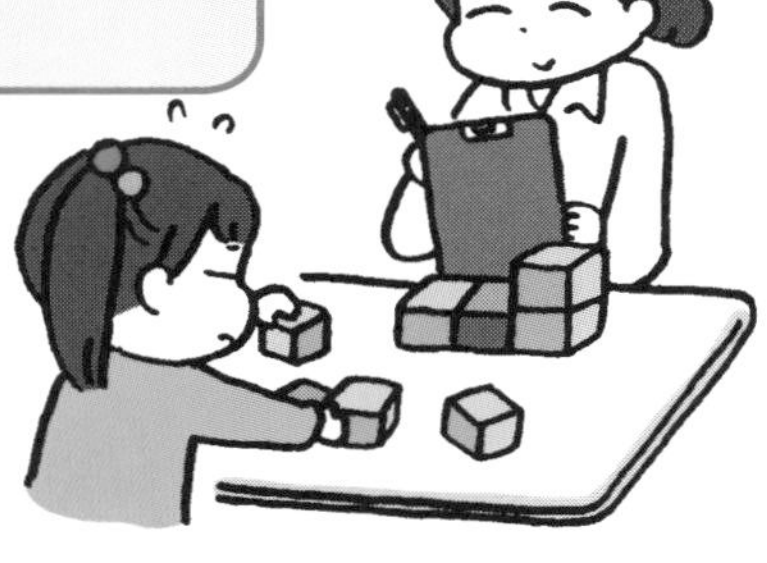

診断

診察・観察・検査の結果などを総合的に判断し、自閉症スペクトラム、ADHD、知的障害などと診断されます。初回の受診では、はっきりと診断されないこともあります。

検査結果を今後にいかす

発達検査や知能検査は、医療機関で診断のために実施されるだけでなく、療育機関などでもおこなわれています。子どもの発達の状態を把握することは、どんな働きかけがよいかを知るのに役立ちます。定期的に受けておくことがすすめられます。

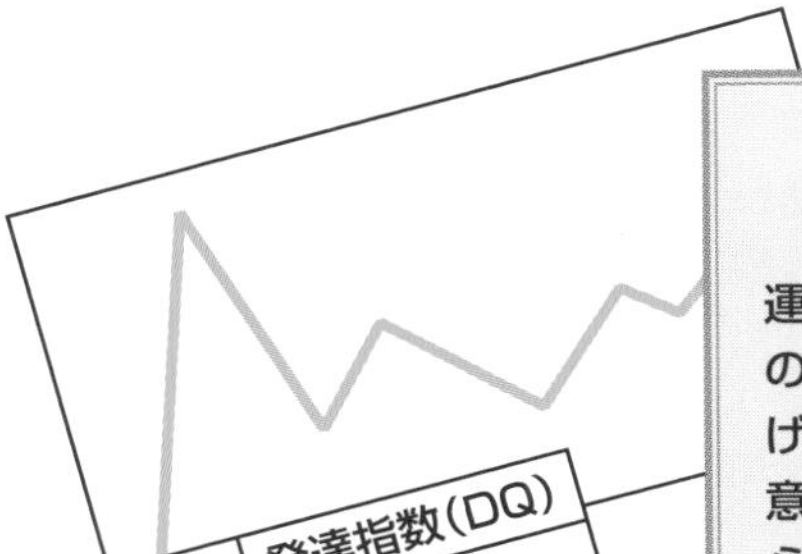

	発達年齢	発達指数(DQ)
姿勢・運動	——	——
認知・適応	——	——
言語・社会性	——	——
全領域	——	——

結果の示し方はいろいろ。療育機関や医療機関で受けた検査結果は、保育園・幼稚園などの保育者にも伝えておこう（→P20）

領域別の判定

総合的な判定だけでなく、運動や言語、社会性など、どの領域がどの程度の発達を遂げているかも示されます。得意なこと、不得意なことが明らかになれば、どのように働きかけていけばよいかがみえやすくなります。

総合的な判定

各領域の結果を合わせて、総合的なIQやDQが示されます。IQ（DQ）の算出方法は検査法によって異なりますが、同年齢の平均が100となり、数字が小さいほど、知的な発達の遅れが大きいと判断されます。

▼DQの算出のしかたの例

$$\mathrm{DQ} = \frac{\text{発達年齢}}{\text{生活年齢（実年齢）}} \times 100$$

主な検査法

知能検査

- ●田中ビネー知能検査V★
- ●日本版KABC-II★
- ●WISC-IV知能検査★

発達検査

- ●新版K式発達検査2001★
- ●遠城寺式乳幼児分析的発達検査
- ●津守・稲毛式乳幼児精神発達診断

★…子どもと１対１　無印…保護者と面接

診断が確定しなくても適切な働きかけはできる

発達障害を専門に診療できる医療機関は限られているのが実情です。初診の申し込みから診察まで数ヵ月かかることもあります。また、受診すればすぐに診断がつくとは限りません。自閉症スペクトラムは三～四歳、ＡＤＨＤの場合は五～六歳以降にならないと診断できないことが多いからです。

焦りを覚えるかもしれませんが、診断を受けなければ子どもに悪影響が及ぶなどという心配はありません。発達障害の傾向がある、知的発達がゆっくりであるということがわかれば療育機関の利用はできますし、家庭や保育園・幼稚園などで子どもの状態に合わせた働きかけをしていくことは可能です。ただし、「療育手帳」を取得するためには、発達検査や知能検査を受けておくことは必要です（→Ｐ50）。

診断のあとで

子どもの障害を簡単には受容できなくて当然

「もしかしたら……」と思ってはいても、具体的な診断名が告げられたとき、親をはじめ家族が動揺するのは当然です。子どもの障害を受け入れるには時間がかかるものなのです。

受け入れられるまでの過程

子どもの障害を受け入れられるようになるまでには、さまざまな葛藤があるのが普通です。暗いトンネルに迷い込み、やっと抜け出せたと思っても、子どもの就学や進学などを機に、また同じようなトンネルに入り込んでしまうこともあります。

気づき

子どもに障害があると診断されたあと、「やはりそうか」と納得し、前向きになれたという声もありますが、多くの親は精神的なショックを受けます。「そんなはずはない」と否定し、どうすればよいかわからなくなることもあります。

イライラ期

最初にいだきやすいのは、怒りや不平等感、敵意やうらみなどの感情です。周囲のちょっとした言動や態度が気にさわり、イライラしやすくなります。

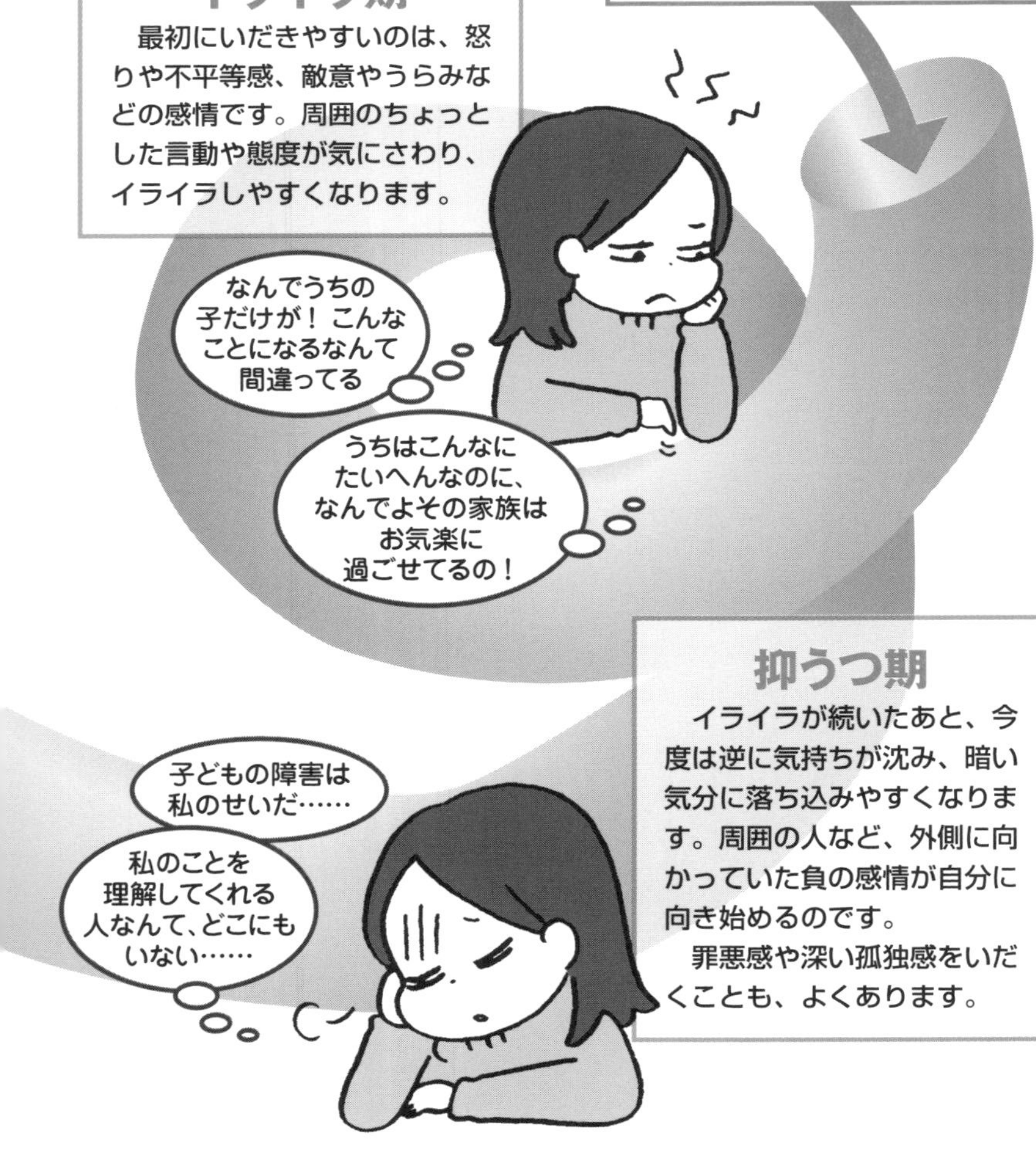

なんでうちの子だけが！ こんなことになるなんて間違ってる
うちはこんなにたいへんなのに、なんでよその家族はお気楽に過ごせてるの！
子どもの障害は私のせいだ……
私のことを理解してくれる人なんて、どこにもいない……

抑うつ期

イライラが続いたあと、今度は逆に気持ちが沈み、暗い気分に落ち込みやすくなります。周囲の人など、外側に向かっていた負の感情が自分に向き始めるのです。

罪悪感や深い孤独感をいだくことも、よくあります。

現実と向き合えば「これから」も変わる

診断がつかない段階では、「いつかはほかの子に追いつく」「明日には困った問題は解決しているはず」などと考え、子どもに障害がある可能性から目を背けている人も多いものです。しかし、現実と向き合わなければ、障害があることで生じやすい困った状況はなかなか変わりません。

子どもの障害を受容するまでの葛藤は、親として成長していく過程でもあります。保護者が葛藤している間にも、子どもは育っていきます。子どもといっしょに成長していきましょう。

無気力期

激しい感情のゆれのあと、やってくるのは無気力期です。なにも考えられない、なにもやる気が起きない状態です。

もう、疲れた……

現実の直視

長いトンネルに必ず出口があるように、いずれは長い葛藤から抜け出す時期がやってきます。「ほかの子と同じようにはいかない」という一種のあきらめが、現実の直視につながります。

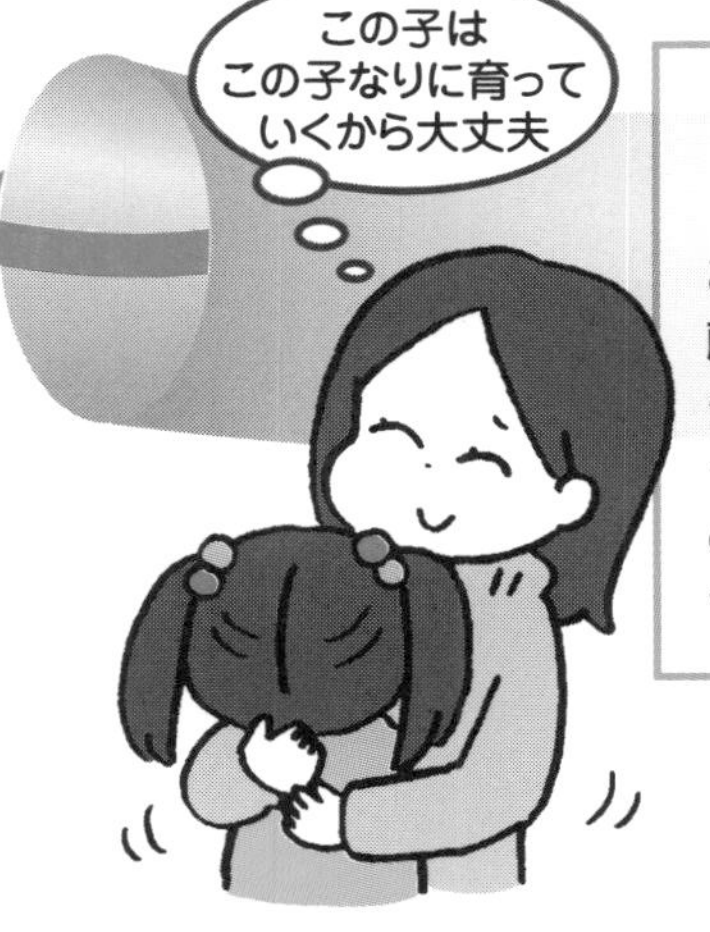
この子は
この子なりに育って
いくから大丈夫

新しい価値観の獲得
（障害受容ができた段階）

子どもの姿を穏やかに見守れるようになるでしょう。障害があることを自然に受け止めたうえで、子どものためになにができるかを考えられるようになっていきます。

受容には時間がかかることもある

夫婦や家族といえども、子どもの障害を受容するまでの過程は同じようには進まないのが普通です。説得を試みたところで受容が進むというわけではなく、かえって対立が深まるおそれもあります。

実際に子どもと接する時間が増えれば、徐々に認識のギャップは埋まっていくでしょう。

子どもと接する時間の長さ

子どもの障害を受容していく過程は、父親より母親、祖父母より親のほうが進みやすいのが一般的です。

障害の程度

一般的には、障害の程度が重いほど受容に至るまでの時間は短くなります。軽度の場合は、「しつければなんとかなる」と子どもに無理を強いたり、逆に「いつかはなんとかなる」と放置したままになりがちです。

COLUMN

検査や診断の結果は、保育者と共有しよう

正直に話したら退園させられる？　入園できない？

　保育園・幼稚園・こども園の保育者は、子どもの日常の様子、集団のなかでの様子がよくみえる立場にあります。保育者から、子どもについての気がかりな点を指摘されたことをきっかけに、発達相談、療育機関の利用、医療機関の受診などにつながったということもあるでしょう。

　一方で、障害があると診断された、療育機関を利用していることなどを保育者に伝えにくい、正直に伝えたら退園させられるのではないか、あるいは入園を拒まれるのではないかと心配する声も聞きます。

情報の共有で子どもに適切に対応しやすくなる

　結論からいえば、専門機関（医療機関や療育機関）からの情報は、保育者に必ず伝えるべきです。保育者は子どもに対し、保護者とともに日常的なかかわりを続けていく人です。専門機関による検査の結果や、子どもの特性、診断名、対応のしかたなどを保育者が知っていれば、子どもに適切な対応をしやすくなります。万が一、退園をすすめるような園であれば、転園を検討したほうがよいでしょう。

　保育者以外の人に対しては、親自身が子どもの障害について納得してから、子どもとのかかわりが深い人、かかわり方を知っておいてほしい人にだけ、話しておけばよいでしょう。

▼保育者と共有したい情報

　専門機関についての情報は、なるべく具体的に保育者に伝えておきます。

- ●障害名
- ●医療機関名・担当医師名
- ●発達検査の内容（検査の時期と検査結果）
- ●療育機関名（通所の頻度・療育の内容）
- ●医療機関や療育機関から伝えられた、子どもの特性
- ●医療機関や専門機関から受けたアドバイス

第2章

知っておきたい知的障害・発達障害の特性

知的な遅れがある子ども、発達障害のある子どもに、

「がんばればできるようになるはず」

「厳しくしつければ変わっていくはず」などという思いで
接していくのは避けなければなりません。

適切に対応していくには、子どもの特性への理解が不可欠です。

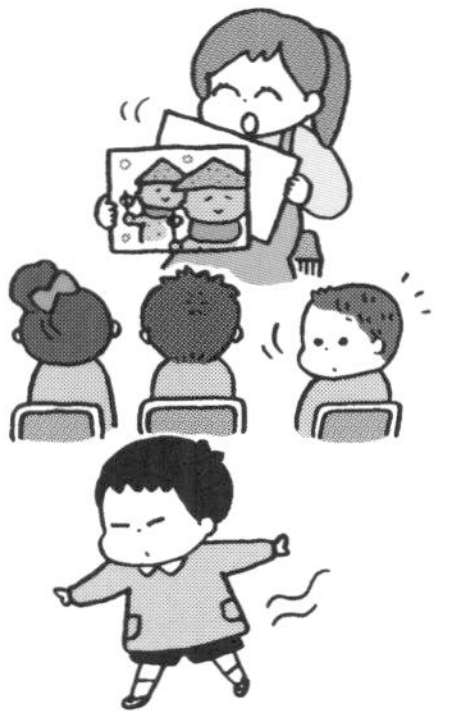

「障害」のとらえ方①

障害とは支援が必要な特性のある状態

発達障害があるとされる子どもには、発達のしかたに特有の傾向、つまり特性がみられます。その特性があることで、困ったことが起きているのなら「障害」ととらえる必要があります。

発達の過程で明らかになる

子どもは成長とともに、さまざまな能力を身につけていきます。その過程を発達といいます。知的障害や発達障害は、子どもが発達していく過程で明らかになるものです。

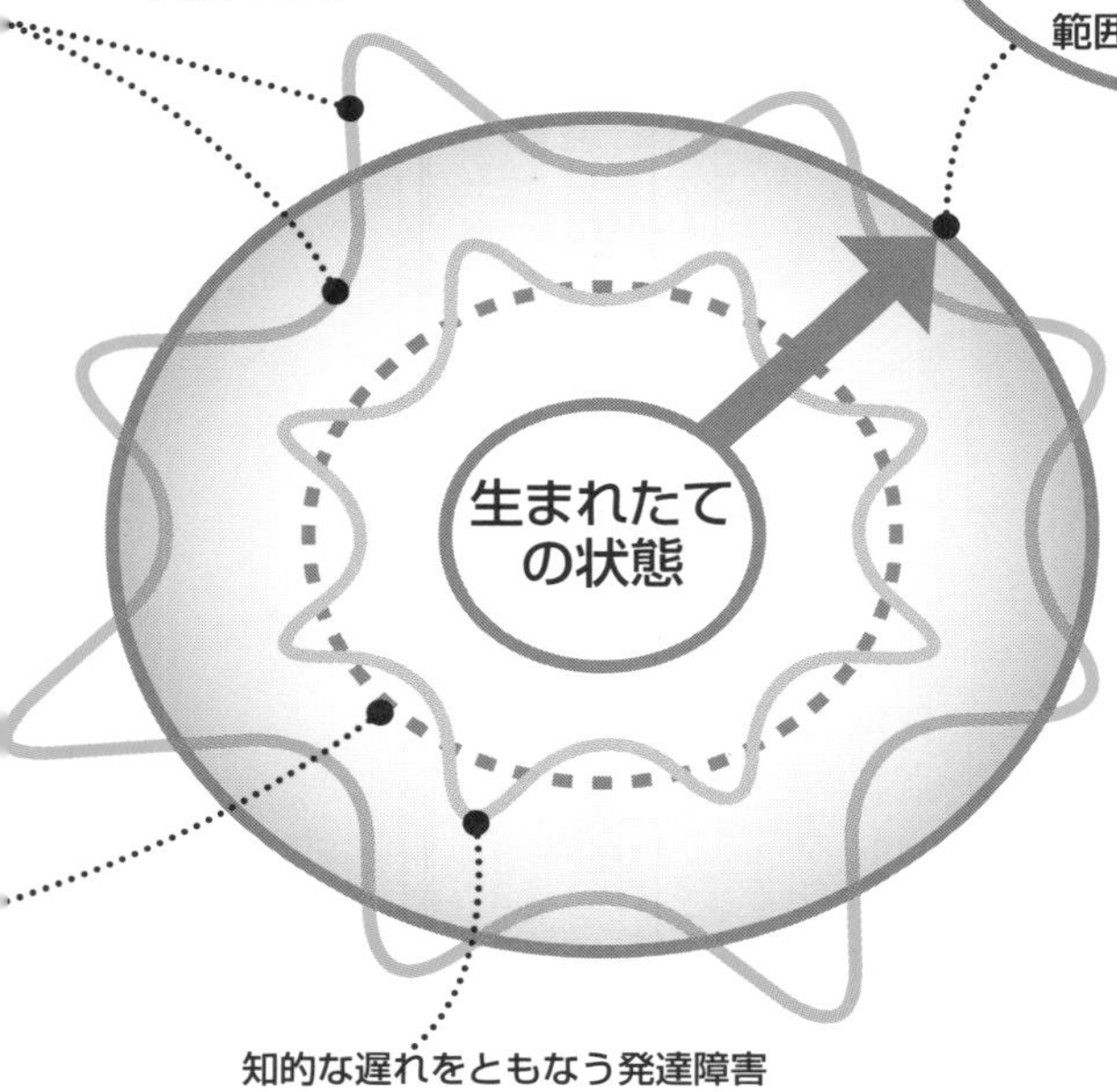
定型発達
全般的に年齢相応の発達がみられる状態。得意・不得意はあっても、その差は平均的な範囲にとどまっている
生まれたての状態
知的な遅れをともなう発達障害

成長とともに伸びていくさまざまな能力

- 知能の発達…言葉、運動、社会性など、あらゆる領域にかかわる脳の働き
- 言葉の発達…言葉を理解し、言葉で表現する
- 運動機能の発達…体を思いどおりに動かす、指先をこまやかに動かすなど
- 社会性の発達…人と上手にかかわる、社会のルールを守るなど

特性そのものは障害ではない

ものごとのとらえ方や行動のしかたに独特のスタイルがある子どもの場合、発達のしかたは、同年齢の平均的な子どもとは違いが生じやすくなります。こうした発達の特性があること自体は、障害とはいえません。

また、発達のペースには個人差があります。ゆっくり、少しずつ発達していく子どももいます。ある時点で発達の遅れがみられても、それだけで障害があるとは決められません。

しかし、発達の特性が強く現れていたり、発達の遅れがあったりすると、生活していくうえで困ることが多くなります。その場合に

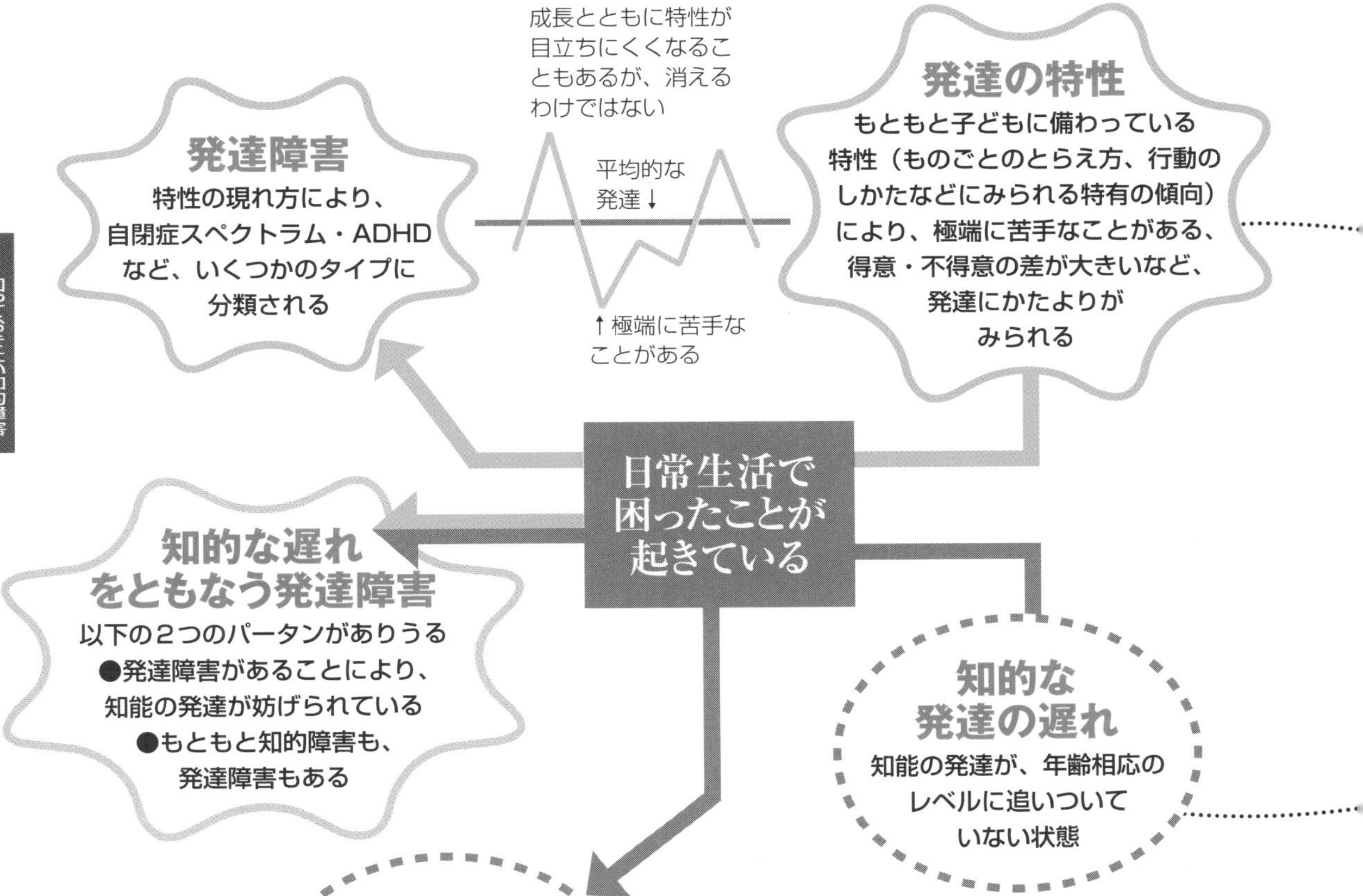
発達障害
特性の現れ方により、
自閉症スペクトラム・ADHD
など、いくつかのタイプに
分類される
成長とともに特性が
目立ちにくくなるこ
ともあるが、消える
わけではない
平均的な
発達↓
↑極端に苦手な
ことがある
発達の特性
もともと子どもに備わっている
特性（ものごとのとらえ方、行動の
しかたなどにみられる特有の傾向）
により、極端に苦手なことがある、
得意・不得意の差が大きいなど、
発達にかたよりが
みられる
日常生活で
困ったことが
起きている
知的な遅れ
をともなう発達障害
以下の２つのパータンがありうる
●発達障害があることにより、
知能の発達が妨げられている
●もともと知的障害も、
発達障害もある
知的な
発達の遅れ
知能の発達が、年齢相応の
レベルに追いついて
いない状態

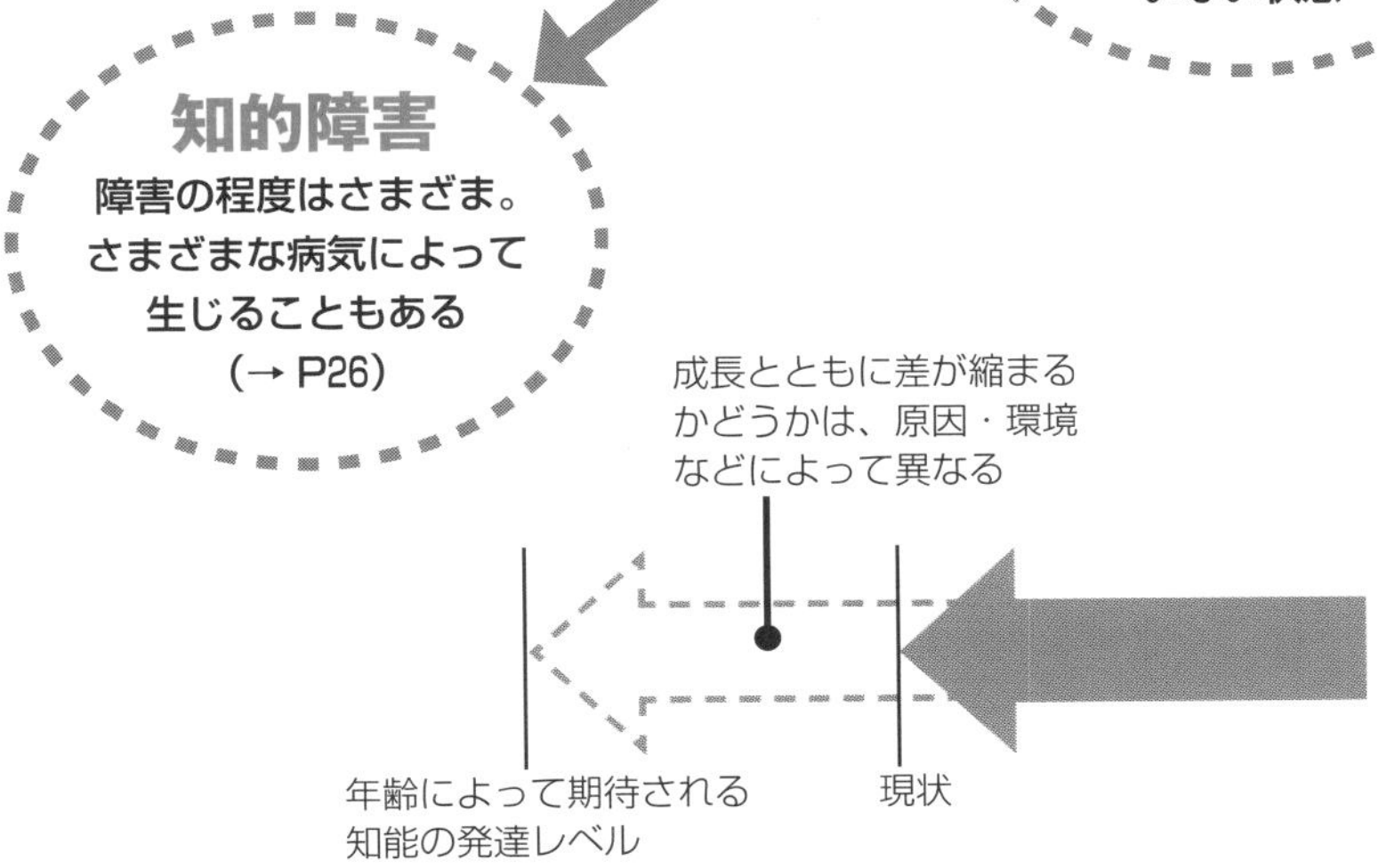
知的障害
障害の程度はさまざま。
さまざまな病気によって
生じることもある
（→ P26）
成長とともに差が縮まる
かどうかは、原因・環境
などによって異なる
年齢によって期待される
知能の発達レベル
現状

は、「障害」としてとらえ、困りごとを解決するために支援していく必要があります。

特性ごとに障害名は違うが重なり合うことも

発達障害はいくつかのタイプに分けられます。知的障害のあり方はさらに多様です。障害名にとらわれることなく、子どもの特性を知ることが大切です。

知的障害と主な発達障害の関係

発達障害は、特性の現れ方によって、いくつかの種類に分けられています。知的障害も、広い意味では発達の障害といえます。

知的障害

知的な発達に遅れがあり、そのために日常生活に支障をきたしている状態をいいます（→ P28～31）。

ADHD（注意欠如・多動症）

衝動性・多動性・不注意という3つの行動特性が強く現れ、そのために日常生活に支障をきたしている状態をいいます（→ P34）。

自閉症スペクトラム（ASD）

人とのかかわりが苦手で、強いこだわりなどがみられます（→ P32）。

知的な遅れはない自閉症、アスペルガー障害などを含む障害名で、自閉スペクトラム症、自閉症スペクトラム障害などともいわれます。

LD（学習障害）

読み・書き・計算など、学習に必要な能力の一部が大きく制約された状態です。SLD（限局性学習障害）ともいわれます。

不得意なことが一部だけであり、全般的な知的発達に遅れはないという点で、知的障害とは区別されます。

いわゆる発達障害*

＊「発達障害者支援法」の定義に含まれるもの

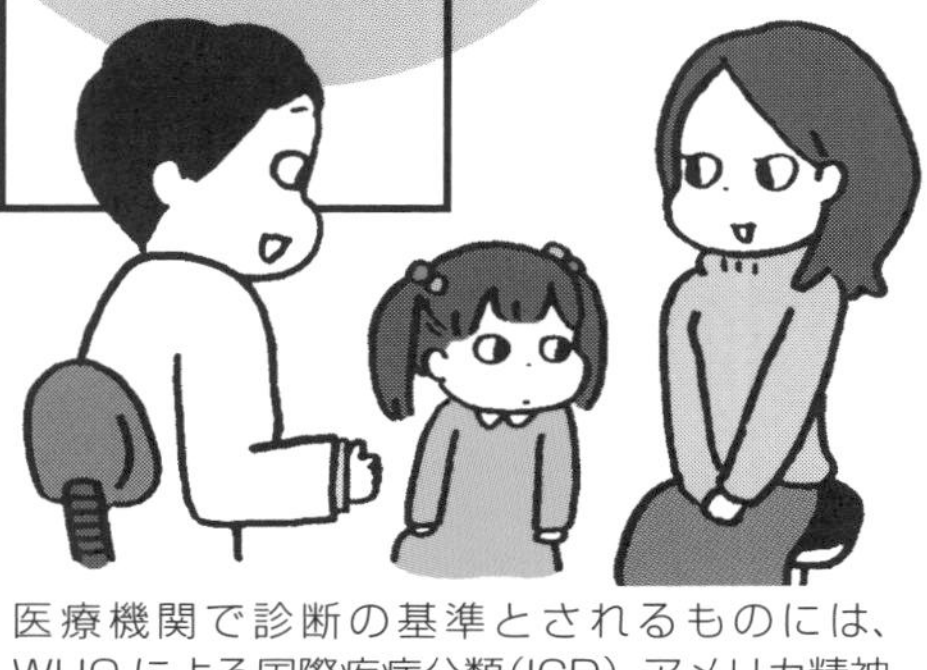

医療機関で診断の基準とされるものには、WHO による国際疾病分類（ICD）、アメリカ精神医学会による診断分類（DSM）などがある

知的障害のあり方はいろいろ

「知的障害のある子ども」といっても、その状態は子どもによって大きく異なります。発達障害をはじめ、さまざまな障害や病気を合併する場合もあれば、知的障害だけということもあります。知的な発達の程度もいろいろです。

また、発達障害がある場合、明らかに知的障害と診断されるほどではなくても、年齢相応の知的発達のレベルから少し遅れがみられる「境界知能」という状態にあてはまる子どもも少なくありません。

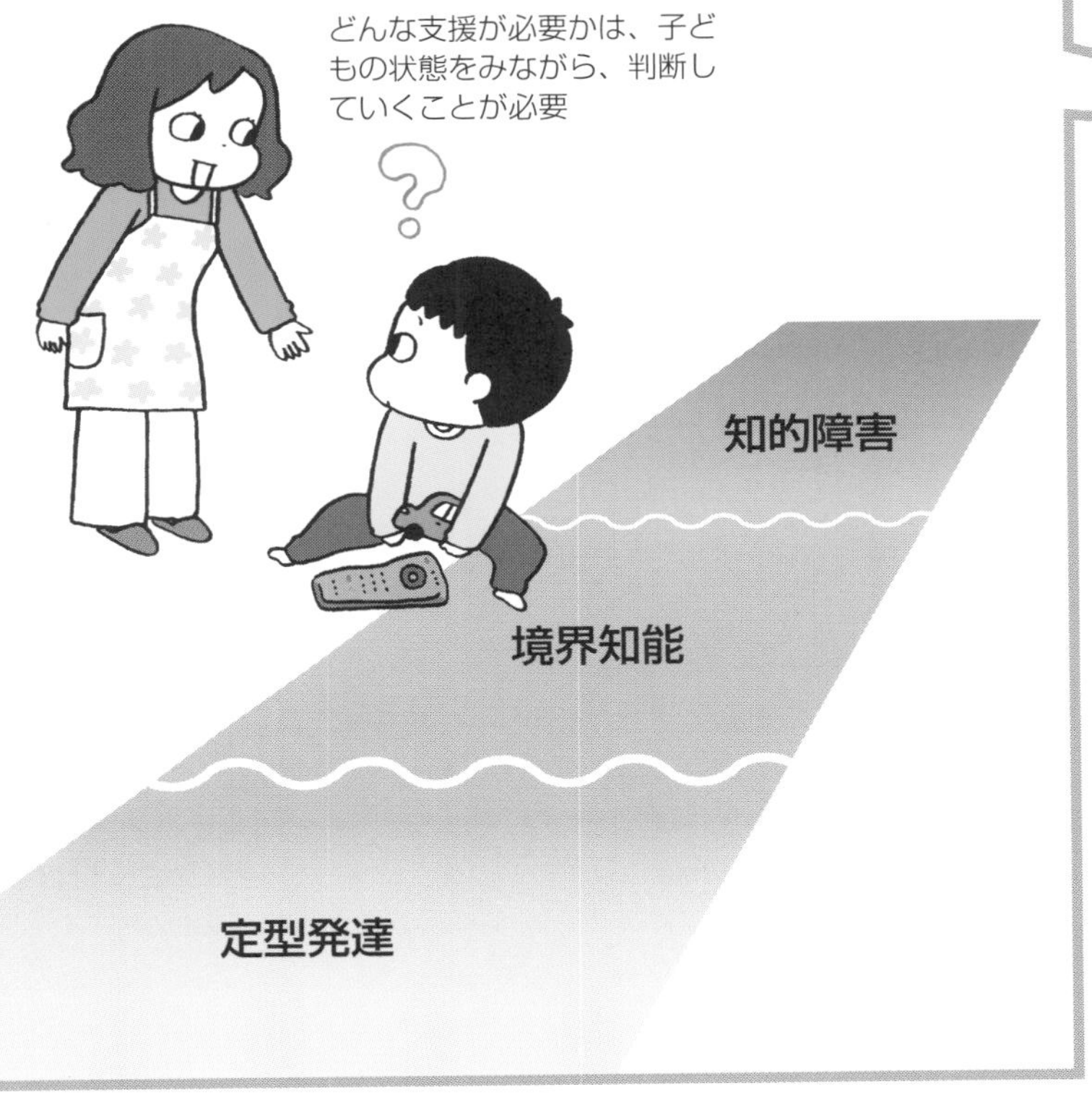
どんな支援が必要かは、子どもの状態をみながら、判断していくことが必要
知的障害
境界知能
定型発達

複数の障害の特性がみられる子どももいる

発達の特性は、特徴的なふるまい、得手・不得手といったかたちで現れ、その現れ方（特徴）により障害名は分けられています。しかし、たとえばこだわりが強いが衝動的な行動も多いなど、複数の障害にあてはまる特徴のある子どもも少なくありません。

特性・特徴がみられても、ただちに診断が確定するわけでもありません。たとえば、衝動性の高さはＡＤＨＤの特性の一つですが、知的な発達の遅れがあり、衝動を抑える力が弱いことが衝動的な行動に結びつくこともあるからです。

障害名は、子どもの特性を知る目安になりますが、どのような特性が強く、どんな点に困っているかは、一人ひとり違います。子ども自身をよくみること、特性を知ったうえで接していくことが大切です。

原因はいろいろ。大半は生まれつきのもの

発達障害は、基本的には生まれながらに備わっている脳の働き方に問題がある状態です。知的障害の原因は多様ですが、その多くは、やはり出生前から生じています。

知的障害・発達障害の主な原因

知的障害は、さまざまな原因で生じます。発達障害のある子どもにみられる特性は、遺伝的な要因の影響を強く受けて生じるものと考えられています。

知的障害

- ●原因のはっきりしない生まれつきのもの
- ●病気、事故などによる脳の障害
- ●不適切な環境による脳の発達の遅れ

発達障害

- ●もともとある発達の特性

遺伝的な要因

知的障害は、たまたま起こった遺伝子の異常や、遺伝子を含んだ染色体の異常が原因となることがあります。原因が特定できない場合にも、遺伝的な要因が関係している可能性があります。

一方、血縁者に発達障害の人がいる人は、いない人より発達障害がある確率が高いことが知られています。発達障害は、遺伝的な要因が大きいと考えられています。

周産期のトラブル

出産時のトラブルや、出生後まもない時期の感染症などが脳の損傷のもとになることもありますが、近年はごくまれです。

てんかん

乳幼児期に発症するてんかんは、知的障害をともなうことがあります。早期治療により発作が抑えられれば、発達への影響は避けられることもあります。

知的障害と自閉症スペクトラム、てんかんが合併することもあります。専門の機関で発作をできるだけ起こさないように治療していきます。

全身の硬直・けいれんを起こす大きな発作だけでなく、急に意識が途切れたり、体の一部がぴくっと動いたりする発作などもある

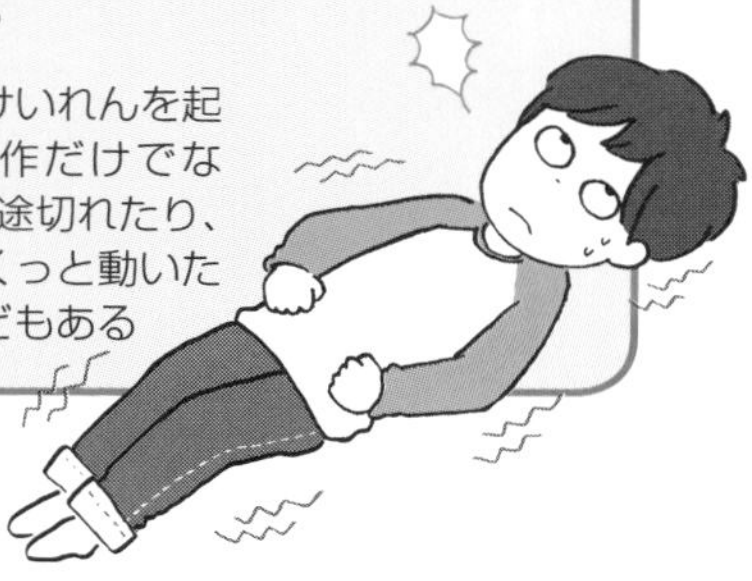

環境

保護者自身に障害があり、子どもとうまくかかわれない場合などでは知的発達の遅れをまねくことがあります。

子どもの育てにくさが虐待につながり、虐待が脳の発達を妨げることもあります。

染色体異常による病気

父母から受け継がれる23対46本の染色体のいずれかに異変が起きると、さまざまな影響が現れます。どの染色体に異常があるかで、身体的な特徴（顔つき、頭の大きさ、手足の形など）や合併しやすい病気は異なりますが、いずれも知的な遅れをともないます。

ダウン症候群

染色体異常のうち、もっとも多くみられます。発達はゆっくりですが、早期からの療育で、「できること」は着実に増えていきます。心疾患などをともないやすいため、医療的なケアが欠かせません。

脳性マヒ

出生前、あるいは出生後すぐに脳の損傷を受け、手足を思うように動かせなくなる状態。原因や症状の現れ方はいろいろですが、知的な遅れが生じることも少なくありません。

その他

妊娠中にお母さんがかかった病気などが子どもの発達に影響することも。

放置すれば知的障害の原因となるおそれがある先天性の代謝異常などの病気は治療可能です。

発達に影響する病気などはとくにないことも多い

知的障害や発達障害の原因については、さまざまな研究が重ねられています。発達に影響する病気や障害が明らかであれば、それに対処していくことが必要です。

ただし、これといった原因は見当たらない、生まれつきの傾向であることも少なくありません。「このせいか」「あれが悪かった」などと思い悩んでもしかたがないことも多いのです。

目・耳の病気や障害にも要注意

視覚や聴覚に病気や障害があることで、知的な発達が促されにくくなっていることもあります。気になることがあれば医療機関で相談しましょう。

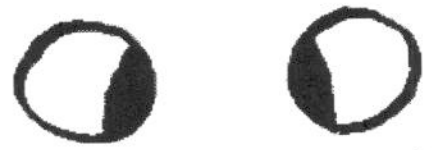

黒目の位置がずれている場合には、「斜視」か「斜位」か眼科で確認を。斜位なら視覚に問題はないが、斜視の場合は見えづらさがあるため、治療が必要

小さく生まれた赤ちゃんはていねいに様子をみる

出生時の体重が2500g未満の赤ちゃん（低出生体重児）は、同年齢の子どもにくらべて発達が遅く感じられることがあります。多くは小学生になる頃までには追いつきますが、1500g未満の極低出生体重児や、1000g未満の超低出生体重児、妊娠28週未満で生まれた超早産児は、発達障害や知的障害が生じる割合が高くなると報告されています。

気がかりな点があれば、早めに発達相談などを利用しよう

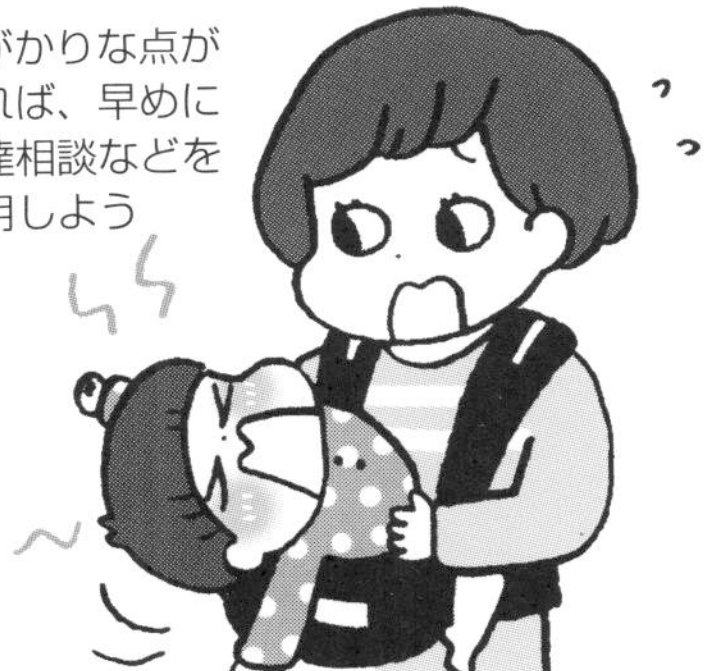

全体的に発達がゆっくり。何事も時間がかかる

知的障害のある子どもは、発達のペースが全体的にゆっくりです。生活のあらゆる場面で、同じ年頃の子どもと同じようにはできないことが出てきます。

知的障害の現れ方

知的な発達の遅れは、特定の領域だけでなくあらゆる面に影響します。

発達障害の傾向がみられることもありますし、知的な遅れだけということもあります。

言葉の発達がゆっくり

多かれ少なかれ、知的な発達に遅れがある子どもには言葉の遅れがみられます。聞いてわかる言葉（理解言語）が増えるのに時間がかかり、意味のある言葉を話し出す時期も遅れます。

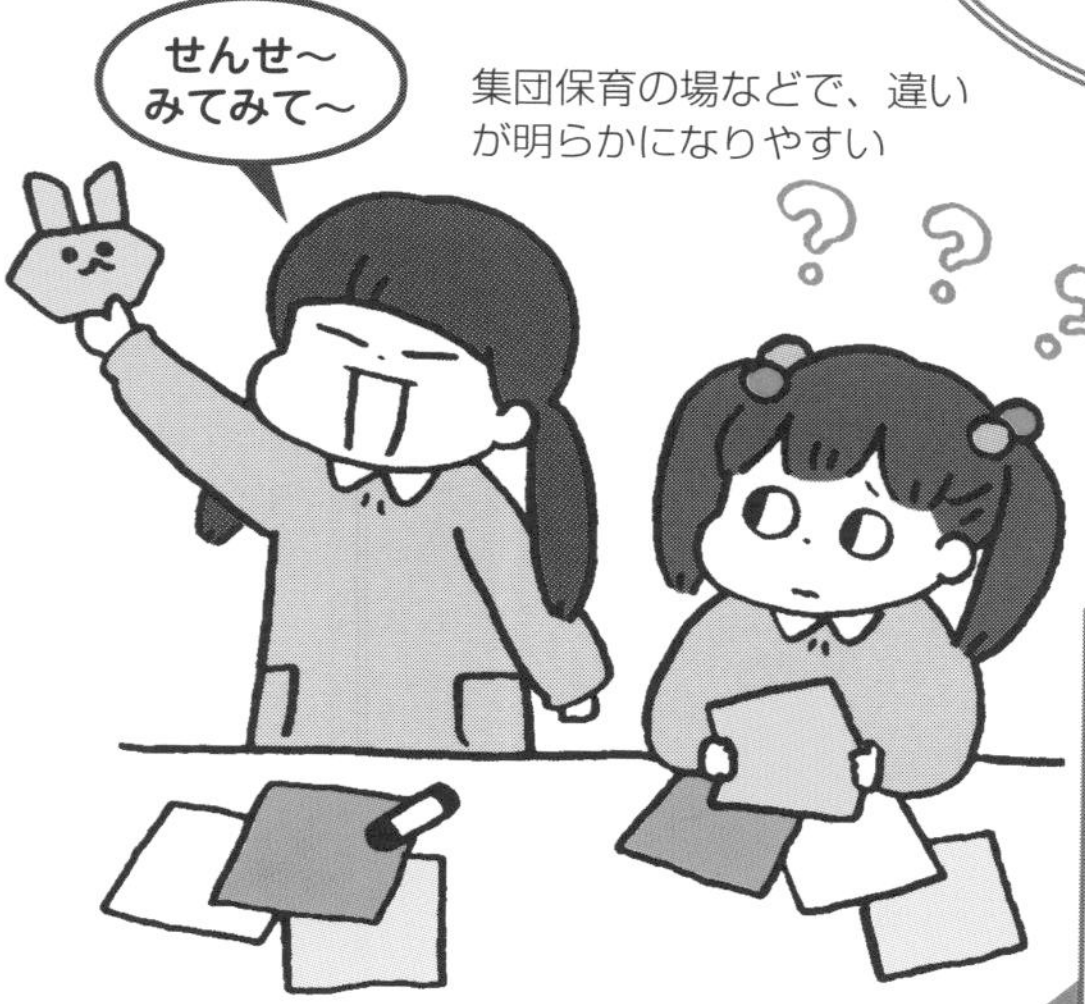

集団保育の場などで、違いが明らかになりやすい

自分で考えて行動しにくい

状況を理解し、目的に合った行動がなにかを判断しにくいため、今、なにをすればよいかわからないことが多くあります。とくに初めてのこと、いつもと違うことにはとまどいが大きくなります。

記憶する力が弱い

一度にたくさんのことは覚えられません。一つのことでも、一度聞いただけではすぐに忘れてしまいがちです。

低年齢のうちは気づかれにくいことも

知的障害がある場合、さまざまな面で発達の遅れがみられます。

ただ、障害の程度が軽く、発達障害の傾向が目立たない、合併する病気もないという子どもの場合、低年齢のうちは「年齢のわりに幼い」と感じられるくらいで、知的障害の存在には気づかれないこともあります（→P36）。

身体機能の発達もゆっくりめ

脳の働きによって体の動きはコントロールされ、感覚をとらえることができます。知的な発達に遅れがあると、身体的な問題も現れやすくなります。

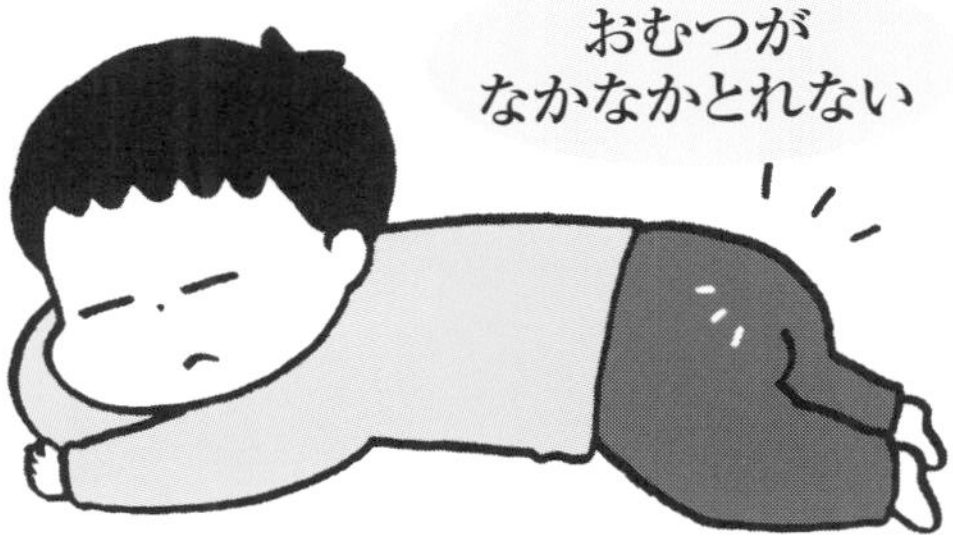

おむつがなかなかとれない

痛みや暑さ・寒さなどの感覚が鈍い

筋力の発達がゆっくり

手先が不器用

太りやすい
（満腹でも食べてしまう、偏食が強い、運動量が少ないなど）

運動が苦手
（動きがぎこちない）

ものごとの理解に時間がかかる

言葉の理解が不十分であることが影響します。

抽象的な概念をもちにくい

今、目の前にあるものや、具体的なものを認識することはできますが、見えないもの、抽象的なことは理解しにくくなります。

▼理解しにくいことの例

- 「りんご」「バナナ」が「果物」の仲間であること
- 「数字」と「ものの数」の関係

すぐに飽きてしまう

集中力が続きません。理解する力の弱さも影響します。

障害の状態によって「できること」は違ってくる

知能指数（ＩＱ）や発達指数（ＤＱ）は、知的な発達の程度を判断する目安の一つですが、これだけで知的障害かどうか、障害の程度はどれくらいか、決まるわけではありません。

生活に適応する力も「知能」の一側面

知的な能力（知能）には二つの側面があります。一つは読み・書き・計算、思考・判断など、学業成績に結びつくような能力、もう一つは、社会生活に適応し、生きていくために必要な適応能力です。自分で考えることなどは苦手でも、特別な支援を受けなくてもやるべきことができていれば、生活するうえで支障はないこともあります。ＩＱやＤＱの数値だけで、障害の程度が判断されるわけではありません。

実際、幼児期に受けた検査で「中度の知的障害がある」といわれていたが、ルールを守る、人とうまくかかわるなどといった社会生活

知的障害の程度をはかる目安

厚生労働省による定義では、知的障害の有無や障害の程度は２つの基準で判断されます。

程度の判定は、日常生活に適応する能力がどれだけあるかが優先されます。IQ(DQ)はⅢの区分でも、生活能力が高ければ障害の程度は軽度と判断されます。

日常生活に適応する能力

身のまわりのことが自分でどれくらいできるか、コミュニケーションがどれくらいとれるかなど、日常生活を送るうえで必要な能力、社会に適応する力がどの程度あるかをみます。

知的な発達の程度

知能指数（IQ）または発達指数（DQ）が目安とされます。IQ（DQ）は、同年齢の平均が 100。70 未満の場合に遅れがあるととらえます。数値が低いほど遅れは大きくなります。

<table>
<tr><th rowspan="2">生活能力 ／ IQ／DQ</th><th colspan="4">低 ←→ 高</th></tr>
<tr><th>a</th><th>b</th><th>c</th><th>d</th></tr>
<tr><td>Ⅰ（20以下）</td><td colspan="4">最重度知的障害</td></tr>
<tr><td>Ⅱ（21～35）</td><td colspan="4">重度知的障害</td></tr>
<tr><td>Ⅲ（36～50）</td><td colspan="4">中度知的障害</td></tr>
<tr><td>Ⅳ（51～70）</td><td colspan="4">軽度知的障害</td></tr>
</table>

（厚生労働省「平成 17 年度知的障害児（者）基礎調査結果の概要」を参考に作成）

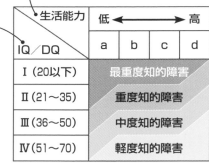

に欠かせない適応能力をつけていくことで、障害の程度が軽くなった、などということもあります。

ただし、知的な能力の発達には限界があることも少なくありません。

障害の程度と到達点の目安

知的障害と診断される子どもの多くは、障害の程度では軽度・中度に含まれます。

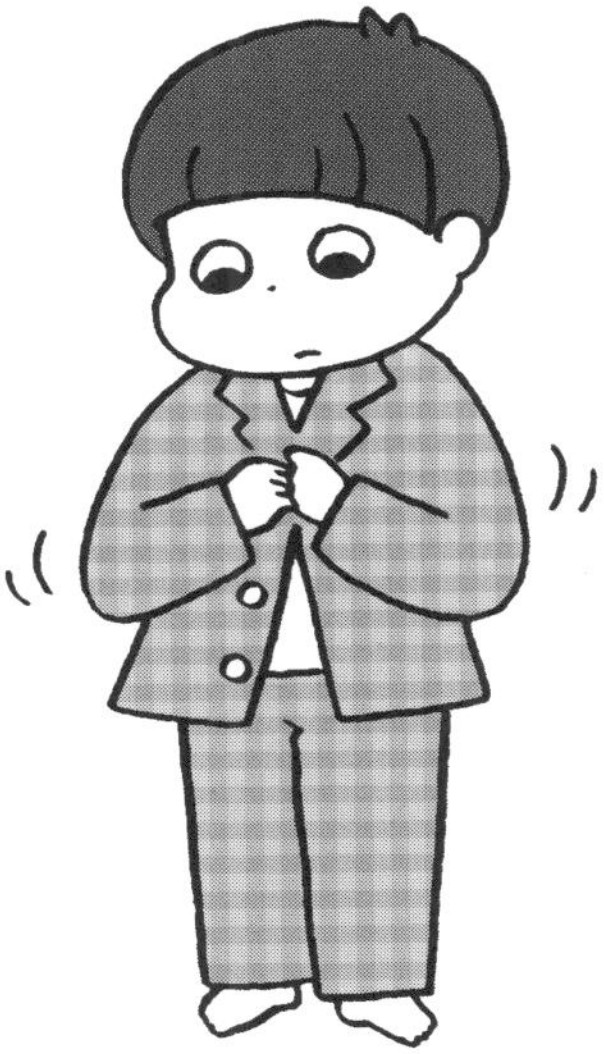

障害の程度が軽度～中度でも、できることを増やすための工夫は必要

軽度

- 言葉を含め、発達のペースは遅いが、身のまわりのことなどは、くり返し練習することでひと通りできるようになる
- 学校の勉強は得意ではないが、適切な教育を受けることで小学校卒業程度の学力は身につくことが多い
- 職種にもよるが仕事につき、自分の家庭をもつようになる人もいる

中度

- 言葉の遅れをはじめ、発達のペースが遅い
- 適切な療育により、身のまわりのことはある程度できるようになる
- 適切な教育を受けることで、小学2年生程度の学力は身につくことが多い
- 環境しだいでは仕事にもつける

重度

- 言葉のみのコミュニケーションは難しいことが多い
- 身のまわりのことは、できるようになることも多少はあるが、継続的な支援を必要とすることが多い
- 読み・書き・計算など、いわゆる勉強は苦手
- 作業所などで、働けるようになることもある

最重度

- 言葉の理解・使用は困難だが、快・不快は身ぶりや表情などで伝えられることもある
- 基本的には、日常のすべてにおいて介助が必要
- 重い身体障害がなければ、ごく簡単な家事を手伝えることはある

最重度、重度の知的障害は、なんらかの病気や障害を合併していることが多く、身体的な障害もみられることが少なくない。合併する病気によっては、継続的な医療的ケアも必要になる

情報の取り込み方に独特のスタイルがある

自閉症スペクトラムの子どもには、ものごとのとらえ方に独特のスタイルがあります。その特性を知っておくと、子どものふるまいなどを理解しやすくなるでしょう。

情報の取り込み方に特性がある

私たちは、聴覚、視覚、触覚などの感覚を通じて、外界からの情報を得ています。自閉症スペクトラムは、情報の取り込み口が狭いという点が特性といえます。

「取り込み口」が狭い

情報としてとらえられる範囲が狭く、取り込み口の範囲内のことだけでものごとを認識しています。

全体をとらえにくい

情報の取り込み口が狭いため、ものごと全体をとらえたり、見通しをもったりすることが苦手です。

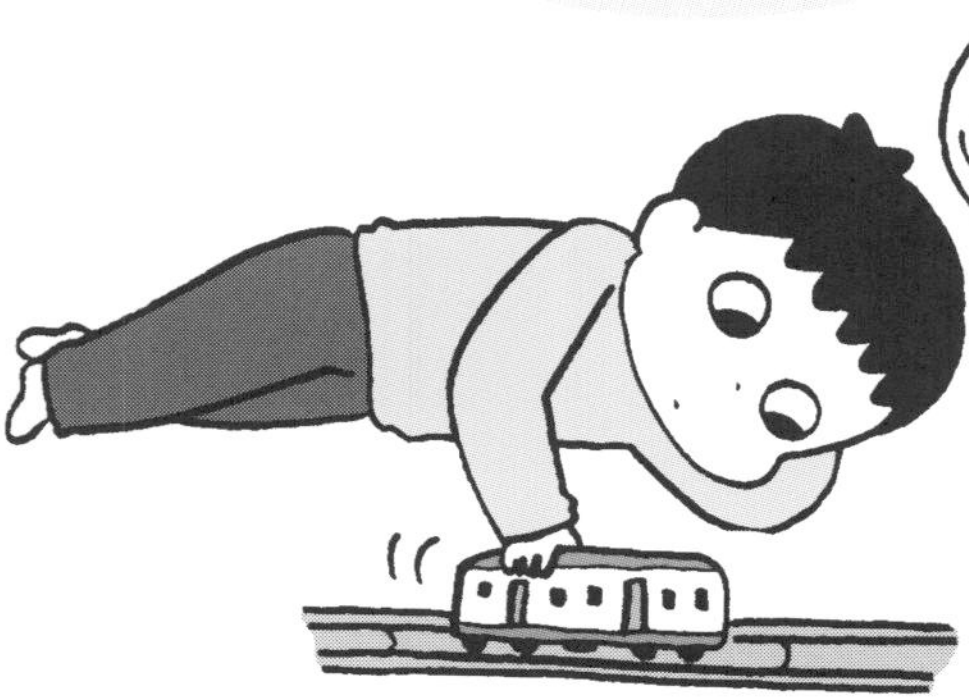

電車のおもちゃを眺めているときも、じつは「電車の車輪がぐるぐる回る様子」だけをとらえていたりする

「取り込み口の狭さ」を体感してみよう

両手を丸めて筒のようにして、片目でまわりをのぞいてみてください。視界は狭い穴を通してみえる部分にかぎられます。自閉症スペクトラムのある子どもの、ものごとのとらえ方が実感できるでしょう。

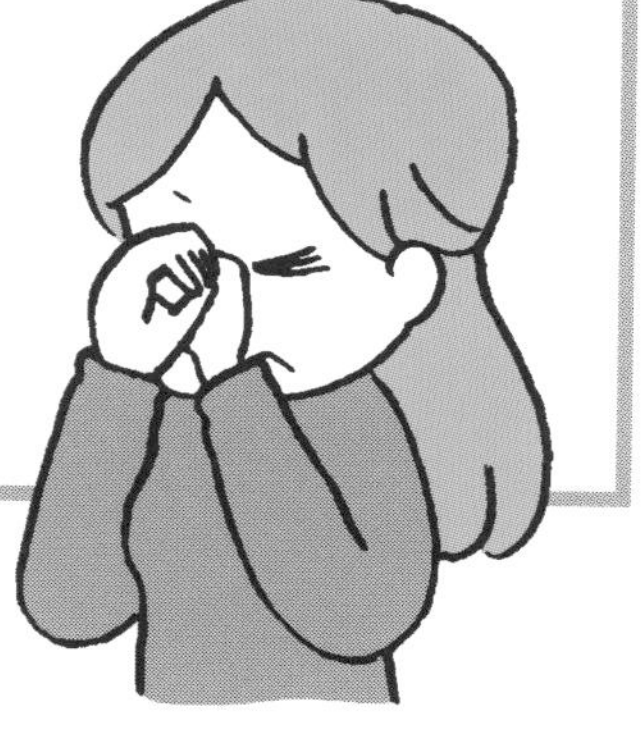

伝えたいことは注意を向けさせてから

自閉症スペクトラムのある子どもにみられる情報の取り込み口の狭さは、あらゆる面で影響を及ぼします。取り込み口の外にあるものは、目に映っている、耳に届いているはずでも認識されません。逆に、特定の範囲のものがクロー

特性ゆえに起こりやすいこと

自閉症スペクトラムのある子には、以下のような特徴がみられます。

人とかかわることが難しい

ほかの人に関心を示さなかったり、かかわろうとしなかったりすることがあります。視線が合いにくいこともあります。

こだわりが強い

変化が苦手で、「いつもと同じ」であることにこだわります。全体を見渡したり、先を見通したりすることが苦手なため、いつもと違うことに強い不安を覚えるのです。

言葉の理解が苦手

言葉の理解が苦手で、発語が遅れがちです。知的な遅れがない場合、おしゃべりになることもありますが、言葉の意味の理解は表面的で、話がかみ合わなかったり、一方的に話し続けるといったことが起こりがちです。

感覚が過敏だったり鈍感だったりする

ある一つの感覚に焦点があたりやすいため、過剰に反応しやすくなります。取り込み口の外側にあることに対しては、反応が鈍いこともあります。

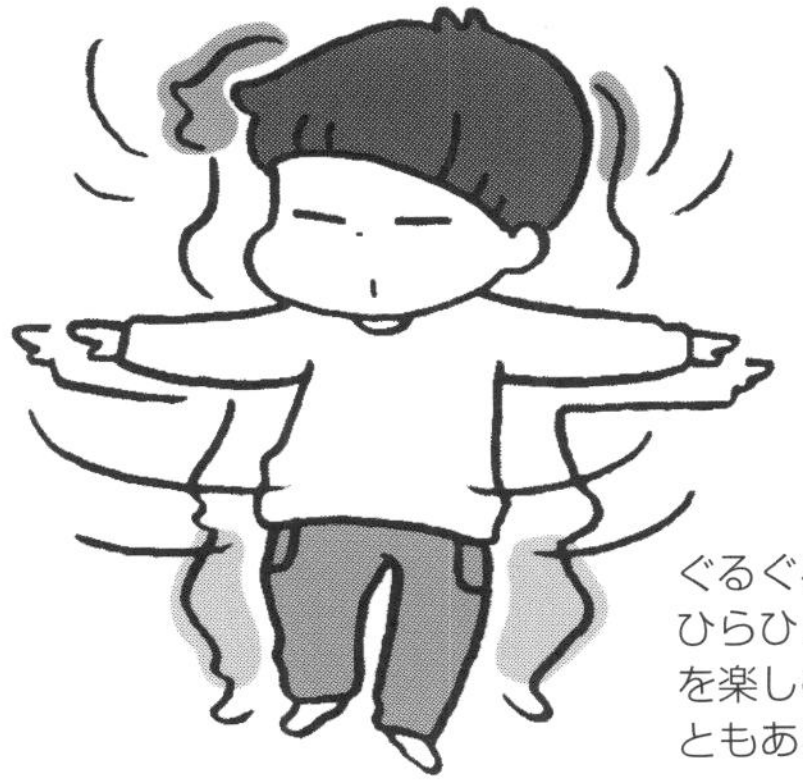

ぐるぐる回り続ける、手をひらひらさせるなど、刺激を楽しむ行動がみられることもある（→ P92）

ズアップされるため、こだわりや感覚の過敏さが生じたりしやすいのです。

自閉症スペクトラムの傾向があるとわかったら、こうした特性を意識したうえでかかわっていくことが大切です。

知的な遅れがあれば根気強さも必要

自閉症スペクトラムの傾向のある子どもには、知的能力の発達に遅れがみられることがあります。取り込み口が狭く、情報を取り入れにくいことが知的な発達の遅れにつながっていることもあれば、脳の働きがもともと全般的に低い場合もあります。

前者の場合、特性を意識した働きかけで知的な発達が促されることが期待できますが、後者であれば、さらに根気強さが必要になります。情報が伝わってもそれを理解する力が弱いため、何度もくり返し、伝えていくことが大切です。

ADHDの特徴

落ち着きのなさ、衝動性、気の散りやすさが目立つ

ＡＤＨＤにみられる特徴は、知的な発達の遅れがある子どもにも、多かれ少なかれみられます。低年齢のうちは、区別しにくいこともあります。

代表的な3つの現れ方

ADHD のある子どもは、行動面の特性が次のようなかたちで現れます。どのような行動が目立つかは、人によって違います。

多動性

落ち着きがなく、つねに動き回っている

なにかしている途中で別のことを始めたり、外出すると動き回ったり走り出したり、じっとしていられない、いすに座っていても体や手足の一部を動かすなど、落ち着きがありません。

衝動性

「いけない」とわかっていても、つい衝動的に行動してしまう

ほかの子どもを突然押したり、たたいたり、ほかの人が話しているときに自分が思いついたことを突然話し始めたりします。興奮すると、なかなか気持ちを抑えられなくなる傾向がみられます。

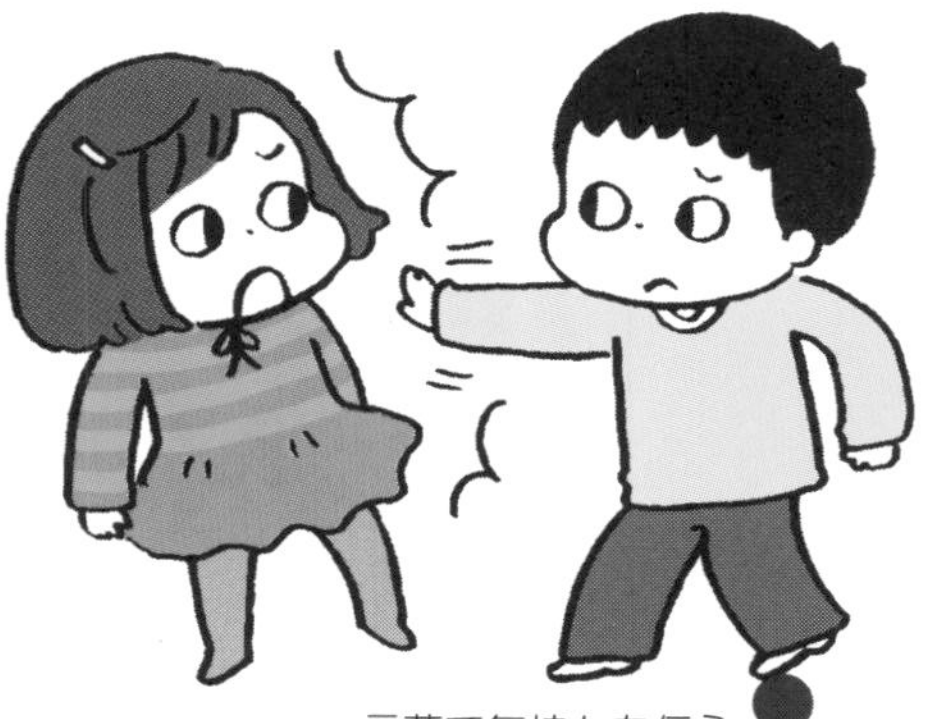

言葉で気持ちを伝えられず、手が出てしまうこともある

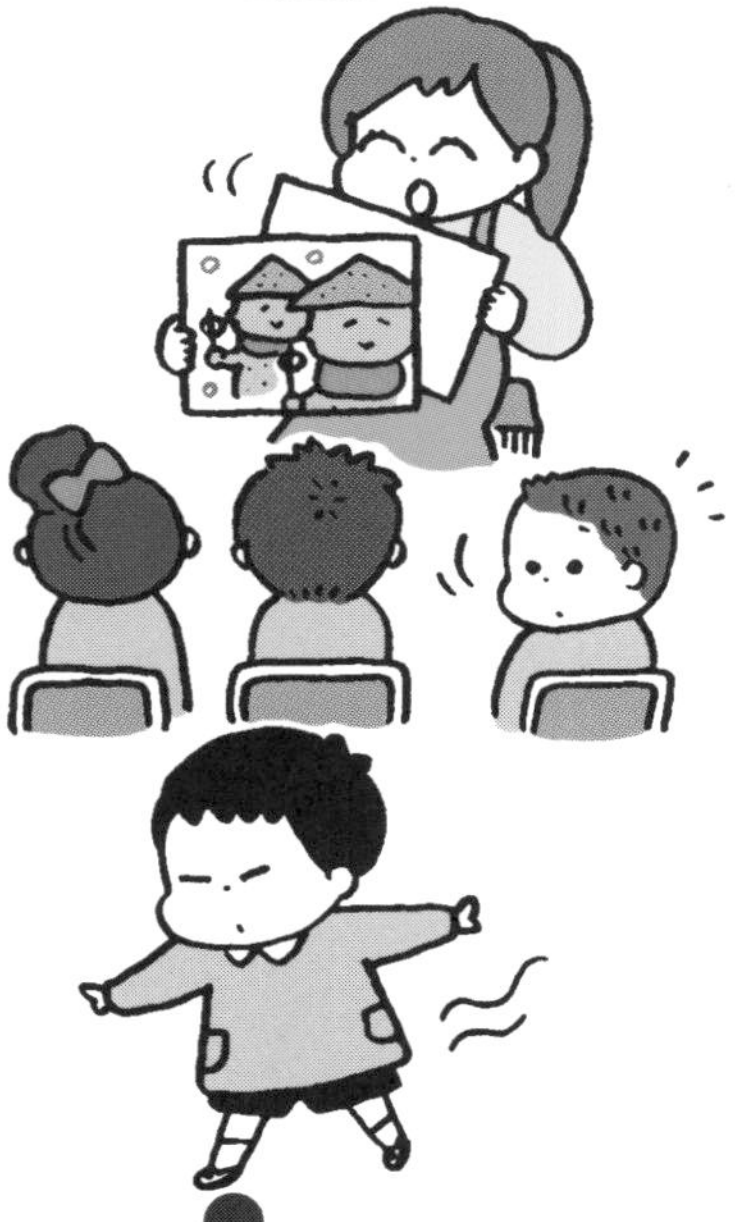

じっとしていられないのは、状況を理解できないことが影響していることもある

不注意

気が散りやすい、集中力が持続しない

ぼーっとしていることが多く、名前を呼ばれても気づかなかったり、話を聞いている途中ですぐ上の空になったり、着替えや食事などをする途中で手が止まってしまったりします。忘れものをしたり、ものをなくしたりすることがよくあります。

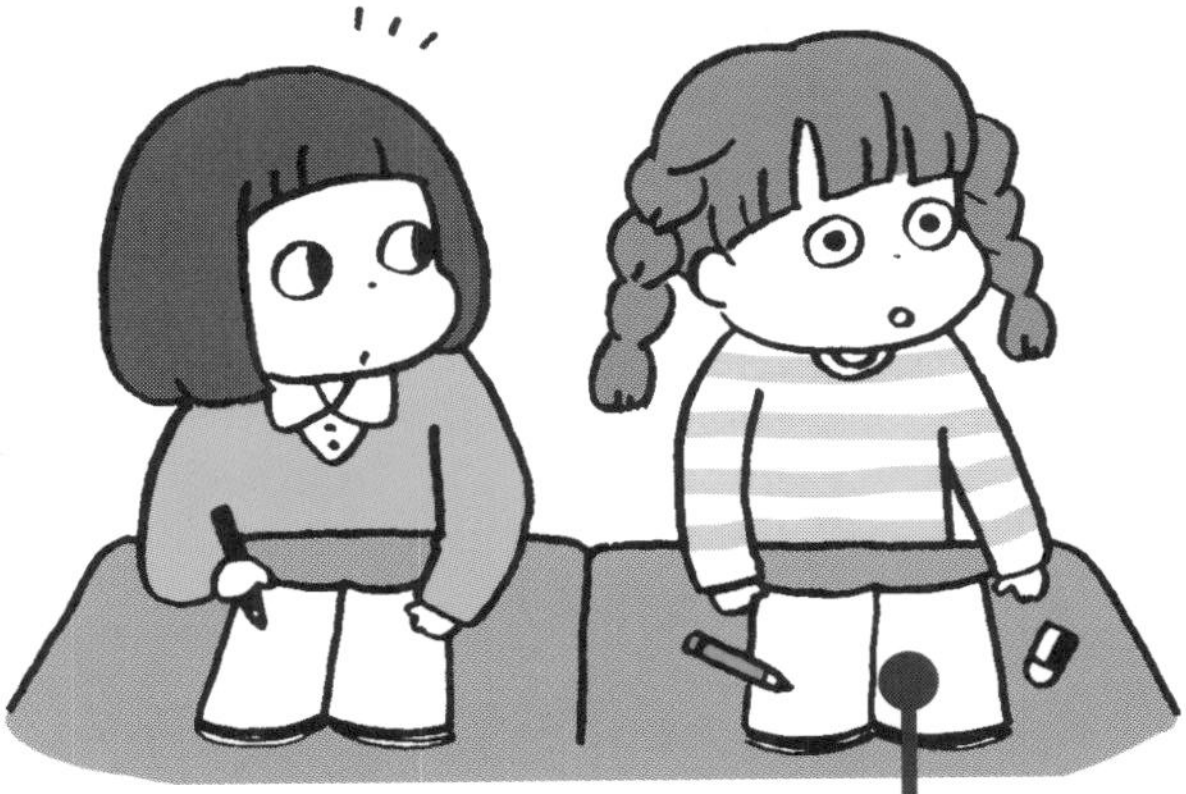

不注意が目立つタイプのADHDは、学校に通うようになってから、初めて障害として認識されるようになることが多い

知的な発達の遅れの影響で、似たような行動が現れることもある

診断がつくのは学童期以降のことも

じっとしていられない、衝動的な行動をする、気が散りやすいなどといったことは、程度の差はありますが、子どもにはよくみられます。ただ、特性が強い場合、何度注意されても自分の行動をなかなかコントロールできません。また、多動性や衝動性などが特別に高いというわけではなくても、行動をコントロールするために必要な力の発達が遅く、結果的に困った行動がなかなか改まらないこともあります。

困った行動が続くのは、ADHDの特性なのか、発達の遅れによるものなのかは、学校に通い始めるくらいの年齢にならないとわからないこともあります。

いずれにせよ「特性」としてとらえたほうがよい

はっきり診断はできなくても、気になる行動が多い場合には「こういう特性がある」と考え、対応していくようにしましょう。

特性は、叱責したところで変わりません。「しつけで改善させなければならない問題行動」としてとらえていると、叱責をくり返すことになりがちです。その経験は、子どもの自己肯定感を低め、かえって困った事態を引き起こしやすくなります（→P62）。

COLUMN

気づかれにくい「軽度の知的障害のみ」の子

就学前は問題なくても「勉強」でつまずきやすい

知的障害があっても障害の程度が比較的軽く、ほかに医療的なケアを必要とするような病気などがない場合、通常学級へと進学していく子どもも少なからずいます。「こんなにのんびりしていて大丈夫だろうか？」と保護者が心配していることもありますが、発達の特性がさほど目立たない場合、就学前の生活ではこれといった支障がなく、また、周囲から発達検査などを受けるようにすすめられることもないでしょう。

しかし、「勉強」となると話は変わってきます。知的障害と診断されるくらいの発達の遅れがある場合、小学一年生の学習内容であっても簡単には習得できません。ここでむやみに「もっと勉強させなくては！」と無理を強いるのは避けたいところです。家庭だけでがんばらせようとせず、学校の先生ともよく相談して、対応を考えていきましょう。

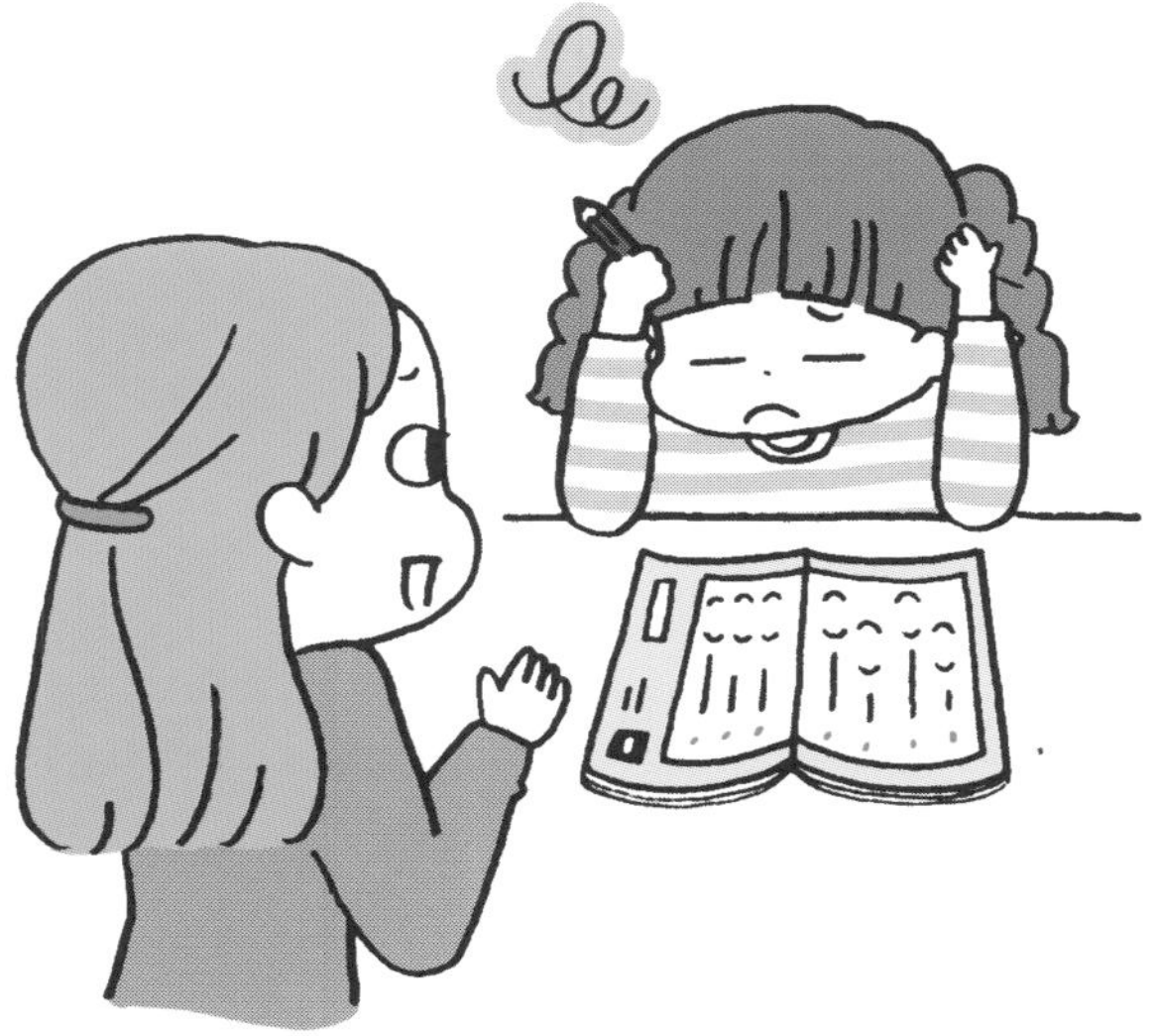

通常学級では、一クラスあたりの子どもの数が多いため、きめ細かな支援を受けにくいことがあります。場合によっては、少人数での指導が受けられる特別支援学級への転籍を考えたほうがよいこともあります（→P44、46）。

第3章

「これから」のことを見通しておこう

「明日には、大きな変化がみられるかも」と期待する一方で、
将来への不安で押しつぶされそうになることもあるでしょう。
先が見通せない状態は、とても不安なものです。
これからのことが、ぼんやりとでも見えてくれば、
今、やるべきことに落ち着いて取り組めるようになります。

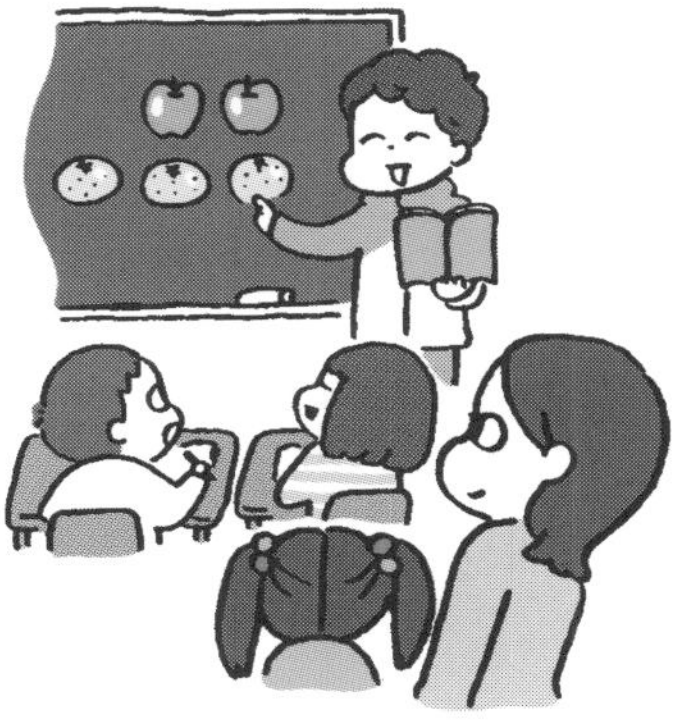

子どもは成長する。不安の先取りはしなくてよい

子どもの障害が明らかになったとき、将来に不安をもつのはだれしも同じです。しかし、障害があってもその子なりに成長していきます。悲観しすぎることはありません。

今の状態がずっと続くわけではない

言葉が出ない、おむつもとれない——今は「できないこと」ばかりに目が向いているかもしれません。しかし、障害があることをふまえ、適切なかかわりを続けていくことで、子どものできることは確実に増えていきます。「今」の状態をもとにして、先々のことまで心配する必要はありません。

障害がある子どものための療育・教育環境も整っています。知的障害の程度が重い場合、日常的な介助の必要な状態が解消されることは期待しにくいのが実情ですが、その場合には、福祉施設を利用するといった方法があります（↓P52）。

親がかかえがちな不安

障害のある子どもの将来が見通せない段階では、不安が強まりがちです。

家族の生活はどうなる?

知的障害の程度や、医療的なケアを必要とするかどうかなどにより、生活状況は変わってきます。ただ、いずれにせよ家族だけで子どもを支えていかなければならないわけではありません。子どもが利用できる施設、利用できる制度などについて、自治体の窓口で相談していきましょう。

自立できるようになる?

生活していくうえで必要な力は、発達の特性をふまえたかかわりを続ける、療育を受ける、障害のある子どものための特別支援教育を受けるなどといったことで伸ばしていけます。知的障害の程度が重くても、その子に合う仕事ができるようになるケースが多くあります。

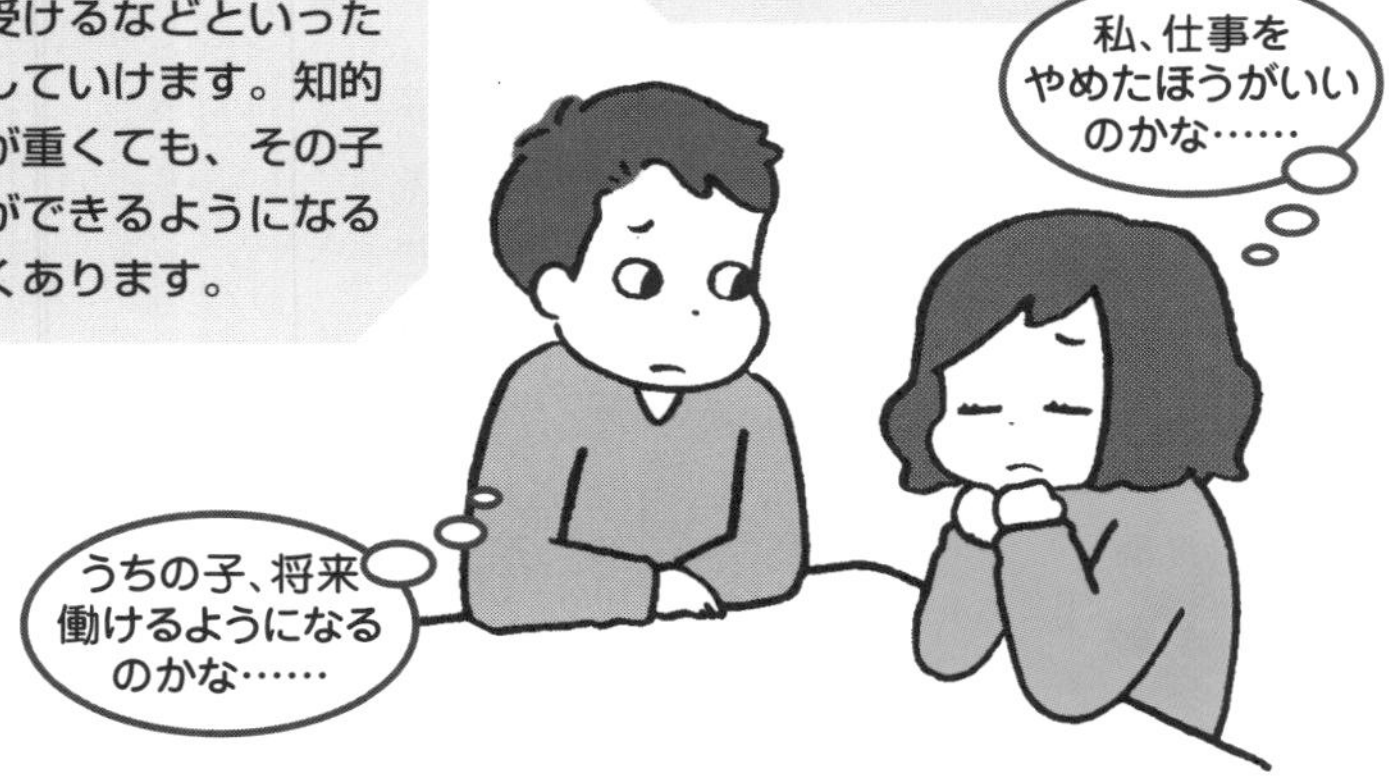
私、仕事をやめたほうがいいのかな……
うちの子、将来働けるようになるのかな……

「できること」は増えていく

発達の特性は基本的には変わりませんが、知的能力は少しずつでも発達していきます。

どのくらいまで定型発達のレベルに近づくかは、もともと備わっている力によって違います。しかし、子どもがもつ力を最大限に伸ばすことで、徐々に「できること」は増えていきます。

定型発達の場合

（知能→P22）は、乳幼児期から10歳くらいまでの間に大きく発達する

▼知能発達のイメージ

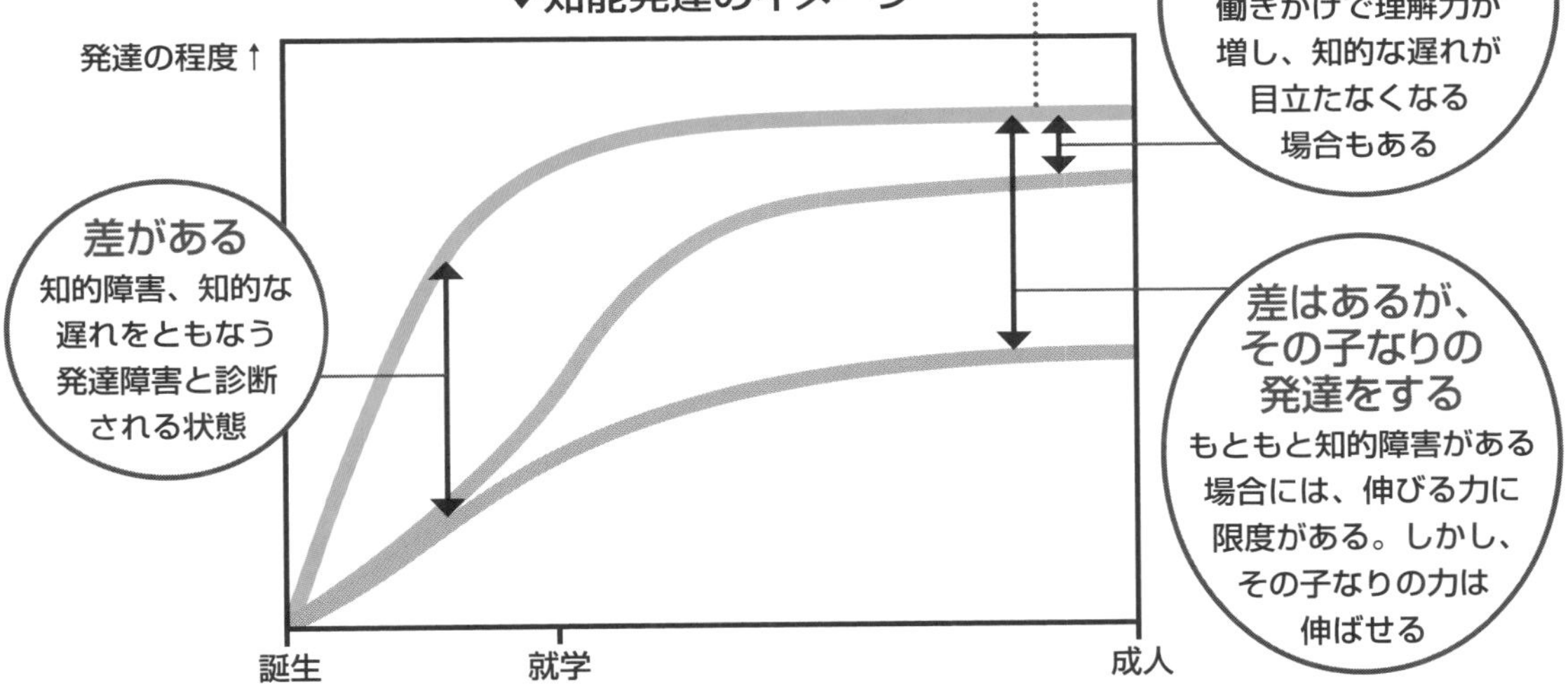

発達の程度↑
誕生
就学
成人
差がある
知的障害、知的な遅れをともなう発達障害と診断される状態
差が小さくなることもある
特性に配慮した働きかけで理解力が増し、知的な遅れが目立たなくなる場合もある
差はあるが、その子なりの発達をする
もともと知的障害がある場合には、伸びる力に限度がある。しかし、その子なりの力は伸ばせる

「先輩たち」に話を聞いてみよう

先の見通しが立つと、不安は減っていくものです。そのための一つの方法としておすすめしたいのは、「自分の子と似た特性がある、年上の子の親」の話を聞く機会をもつことです。少し先を行く先輩ママ・パパの話は、「なるほど、そういうものなのか」と納得できることが多いはずです。地域の学校や療育機関の評判など、有益な情報が得られることもあります。

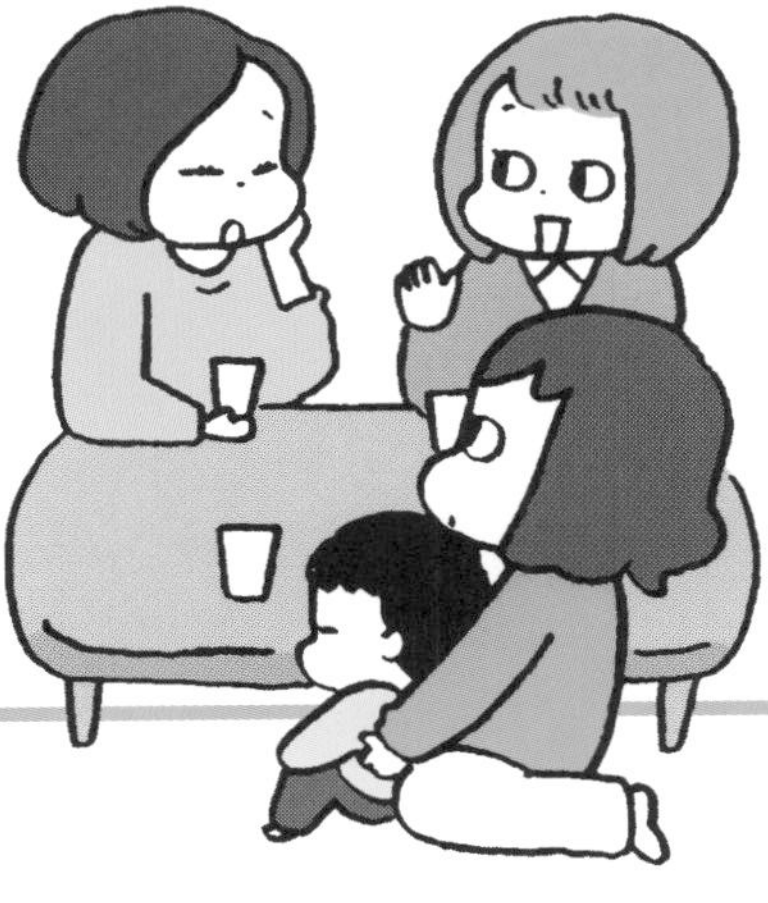

障害のある子の親の会やサークルが近隣にないか、ネットで検索したり、療育機関を利用していれば、そこで聞いてみるのもよい

「今、必要なこと」にていねいに対応していく

今できるのは、困っていることに対して、子どもの特性・状態に合った対応をしていくことです。そうした対応を重ねることで、子どもの力は伸びていきます。

必要な2つのかかわり

発達の特性や知的な発達の遅れがあることで問題をかかえている子どもには、周囲の大人の日常的なかかわりと、専門的なかかわりが必要です。

日常的なかかわり

- 家庭での生活・育児
- 保育園・幼稚園などでの活動

子どもがかかえる課題

発達の特性や、知的な発達の遅れがあるためにうまくできないこと。生活するうえで身につけてほしいこと

専門的なかかわり

- 療育
- 医療

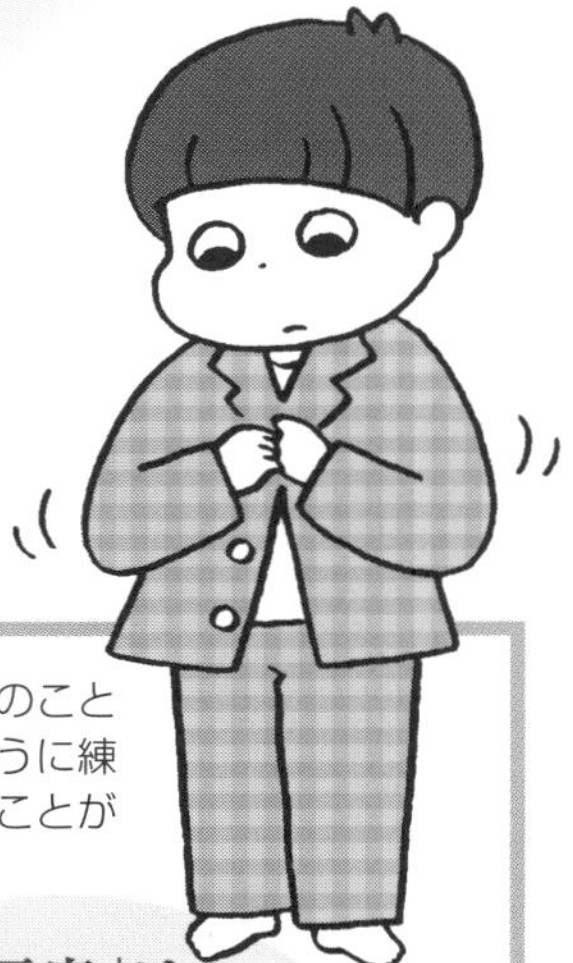

身のまわりのことをできるように練習していくことが大切

「療育」を活用しよう

障害があるといっても、できること、できないことは子どもによって違います。その子がかかえている課題に合わせ、適切な支援のしかたをみつけること、それをくり返し練習することは、日常的な対応だけではなかなかうまくいきません。

そうした場合に必要とされる専門的なかかわりが「療育」です（→ P43）。

「医療」は必要がある場合のみ

発達の特性のなかで、ADHD の特性とされる衝動性や多動性は、６歳以上になれば薬物療法でコントロールしやすくなります。合併する病気がある場合には、その治療やケアを続ける必要もあります。

大切なのは「今より少し」の積み重ね

子どもの「できること」を増やす働きかけをしていくためには、「今より『少し』できるように」を意識しておくとよいでしょう。

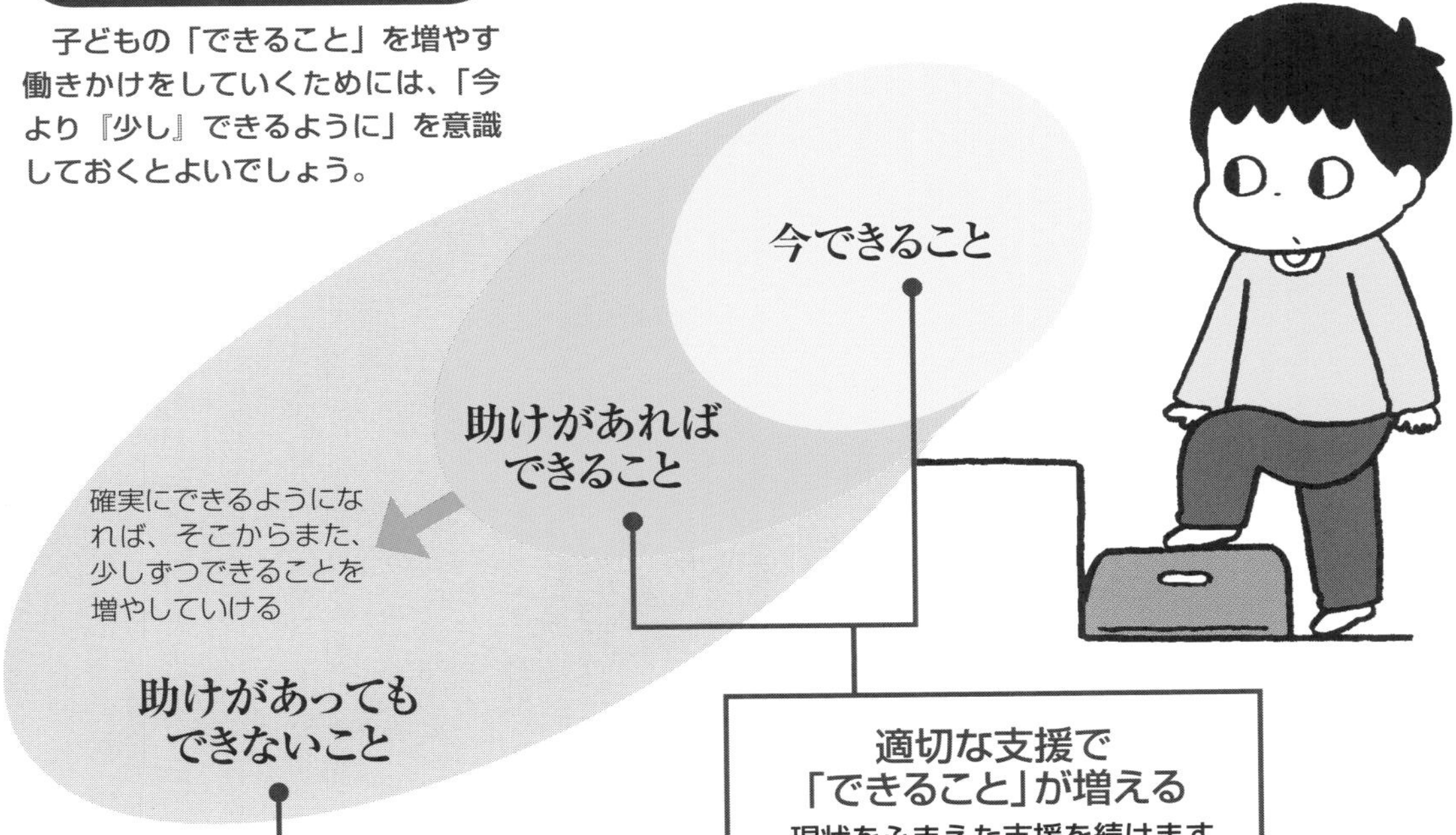
今できること
助けがあればできること
確実にできるようになれば、そこからまた、少しずつできることを増やしていける
助けがあってもできないこと

適切な支援で「できること」が増える

現状をふまえた支援を続けます。くり返すことで、助けがなくてもできるようになることもあります。

過大な要求はNG

今できることからかけはなれたことをやらせようとしても、発達は促せません。過大な要求は、子どもに自己否定感を植えつけ、二次的な障害を起こすおそれがあります（→ P62）。

焦っても子どもの発達は促せない

障害のある子どもについて先の先まで心配していると、どうしても「これくらいのことはできるようになってほしい」などと、焦る気持ちが生まれます。しかし、焦っても、子どもの発達は促せません。

大切なのは子どもの「今」をよく知り、どうすれば子どもの「わかる・できる」につながるのか、専門家の力も借りながら考え、かかわっていくことです。「わかりやすく」「少しずつ」「何度でも」を意識しながら、ていねいにかかわっていきましょう。

保育園・幼稚園・こども園と療育機関を併用する

子どもが発達していく過程のなかで、とくに重要なのは一〇歳くらいまでの時期。就学前は、家庭と保育の場、療育機関との連携が子どもの育ちを伸ばす鍵になります。

障害のある子どもを支える3つの場

子どもの発達には、周囲の環境が大きく影響します。大人だけでなく、同年代の子どもとかかわっていくことは、子どもの発達を促すポイントになります。

家庭

子どもの生活を支える基本の場が家庭です（→第４章）。

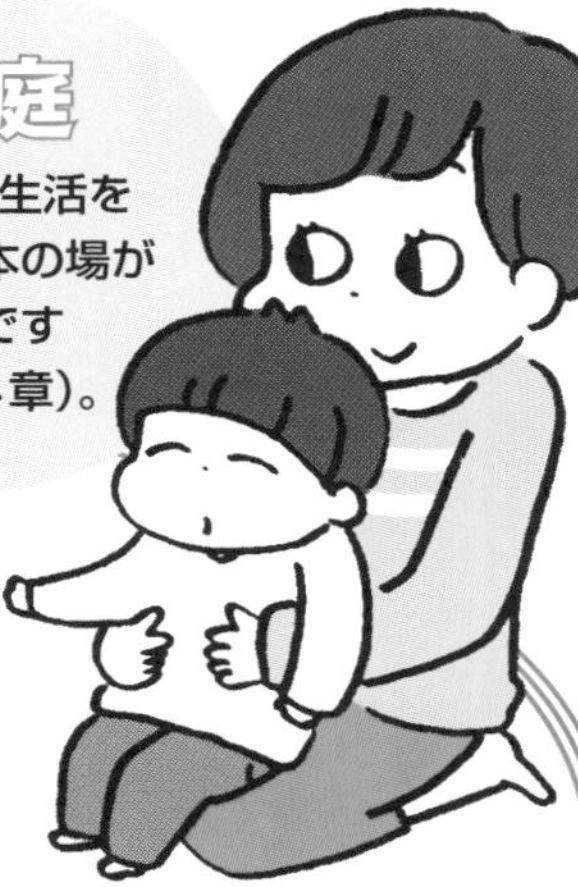

家庭だけに閉じ込めない。療育機関だけでなく、保育園などにも通わせる

3つの場を行き来することで、子どもが混乱しないよう、共通のルールを設定するなどの調整が必要（→P56）

保育園・幼稚園・こども園

同じ年頃の子どもたちのなかで過ごすことは、子どもの発達にとって重要な経験です。ただし、発達の特性があることで困惑する経験を重ねないよう、大人の適切な配慮が必要です。

保育者への相談のしかたなどは P20、57 参照

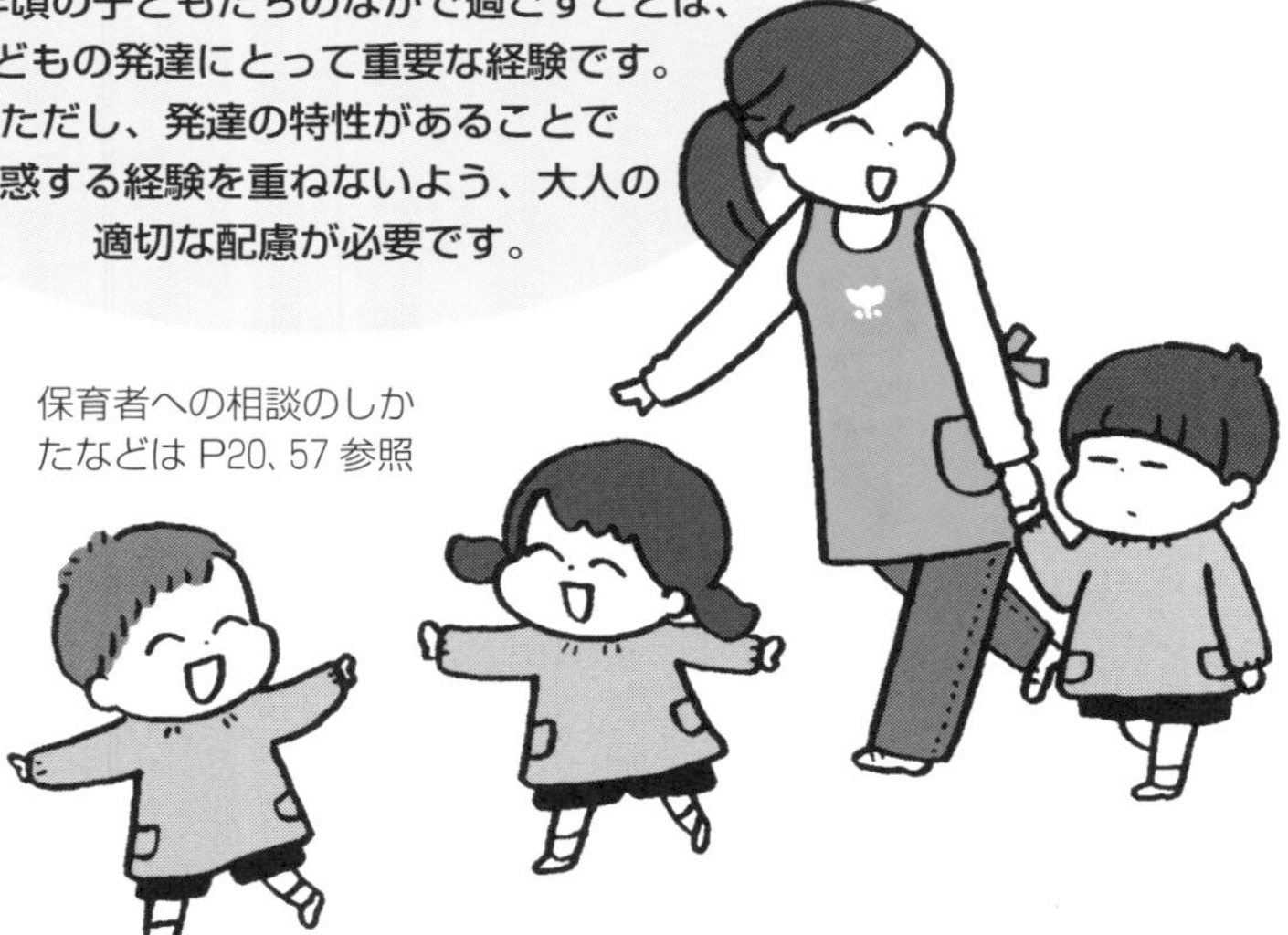

公的な療育機関の利用のしかた

- 市区町村から「通所受給者証」の交付を受ける。交付申請には療育手帳（障害者手帳）、診断書、あるいは「発達支援が必要」という医師や心理士（心理師）などの意見書が必要
- 施設※を選び、利用方法を相談（利用回数、時間帯など）。通所受給者証があれば、利用料の大半は公費で負担される

※市区町村が設置する施設のほか、指定を受けた民間の事業者が設置・運営する施設もある

療育機関

療育は、子ども発達センター（児童発達支援センター）や、児童発達支援事業所で受けられます。子どもの発達に詳しい保育士、心理士（心理師）、言語聴覚士、作業療法士、理学療法士などによる専門的な指導がおこなわれています。一人ひとりの子どもの課題に合わせた個別の療育、少人数での集団療育など、療育の進め方はいろいろで、朝から午後まで過ごし、生活習慣（着替え、食事、トイレ、持ちものの管理など）を学ぶクラスなどもあります。

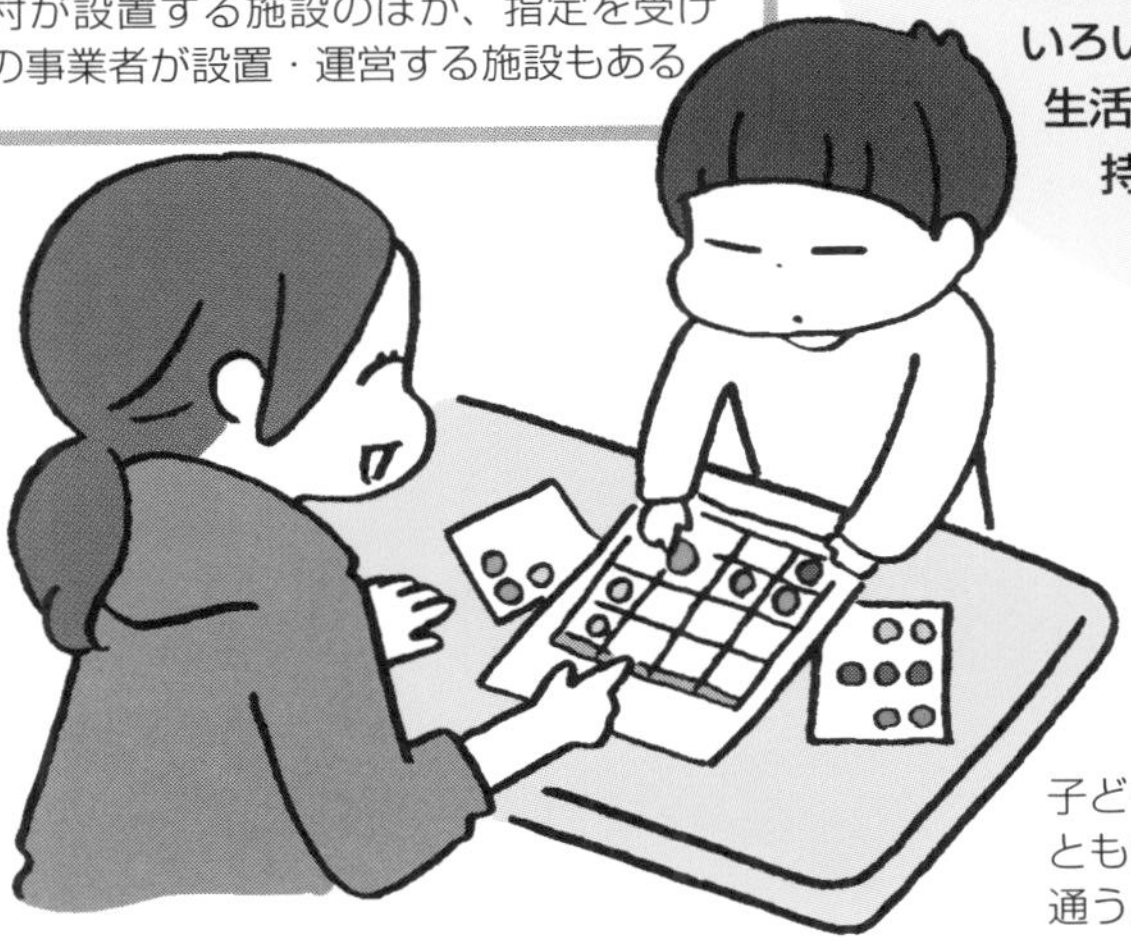

子どもだけで通うこともあれば、親子で通うパターンもある

子どもに必要なのは療育だけではない

障害がある子どもの力を伸ばすには、療育を受ける時間を長くしたほうがよいだろう、保育園・幼稚園・こども園には行かせなくてもよいだろう、などと考えている人もいるかもしれません。しかし、それはおすすめできません。

療育機関は、いわばトレーニングの場です。一方、保育園などは、同年齢のさまざまな子どもたちと過ごす社会的な場です。練習ではできるようになっても、社会的な場で実践できなければ、本当の意味での「できる」にはつながりません。

同年代の子どもとの集団生活のなかで困っていることの解決をはかるために、療育を利用する。療育でのアドバイスを受けて、保育者に配慮をお願いし、家庭でも工夫する、といったように、家庭での生活と、保育・療育の場で連携しながら、子どもにかかわっていくことが大切です。

就学先は大きく三つ。子どもに適した選択を

小学校への入学を前に、保育園・幼稚園・こども園の友だちといっしょの通常学級へ——と願う人も多いでしょう。しかし、選択肢はほかにもあります。じっくり検討していきましょう。

学級編制や教育内容に違いがある

知的障害の程度や発達障害の特性の現れ方の強さ、ほかに身体的な障害があるかどうかなど、子どもの状態に合わせ、望ましい教育環境が整った就学先を選びましょう。

通常の小中学校内に設置された少人数のクラス

特別支援学級

特別な支援が必要な子どものために設けられた少人数の学級（原則１クラス８名が上限）で、一人ひとりの課題に合った教育を受けることができます。

運動会などの学校行事やクラブ活動、給食の時間や音楽の授業などは、通常学級の子どもといっしょということもあります。

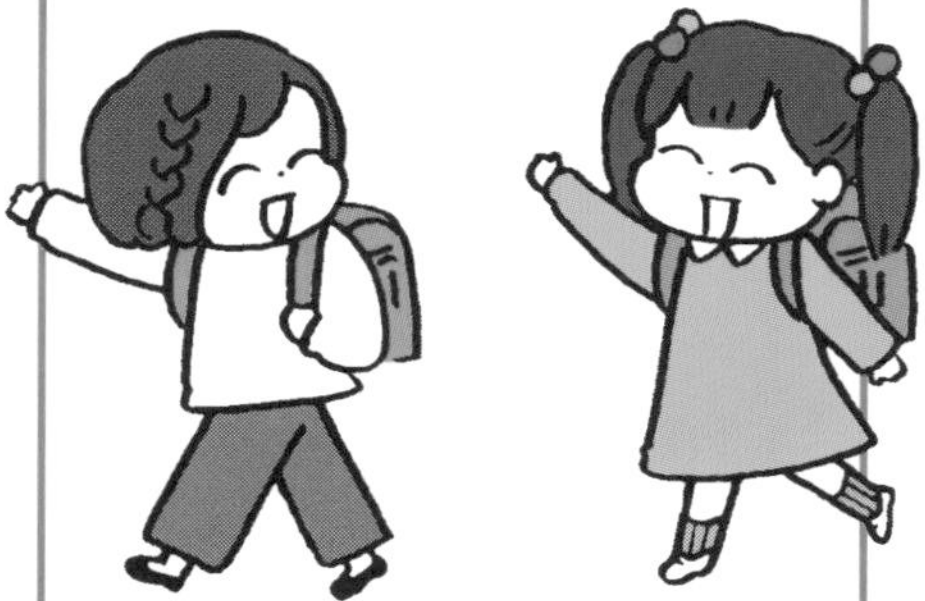

すべての小中学校内に設置されているわけではない

障害がある子どものための学校

特別支援学校

身のまわりのことをできるようにする、生活に必要な知識や技術を身につけるなどの自立活動の指導を中心に、算数や国語などの教科学習についても、一人ひとりの特性に応じた専門的な支援が受けられます。

１クラスの子どもの数は６名程度です。

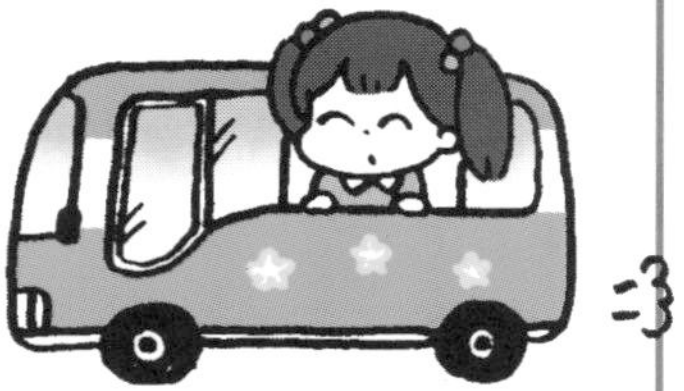

学校の数は少ないが、スクールバスが運行されていることが多い

通常の小中学校のクラス

通常学級

クラスの子ども全員に対するいっせい授業が基本です。支援を必要とする子どもには、介助員や学習支援員がつけられることもありますが、地域によって対応は異なります。

選択のためのスケジュール

就学先を決めるための準備は、就学の前年から始まります。

5～6月頃

就学相談説明会に参加する

各自治体では、障害がある子どもの保護者に向けて、就学先でおこなわれている教育内容や就学手続きのしかたなどを説明する会が開かれます。障害があると診断されていない場合でも、子どもの発達面で気がかりなことがある場合には、参加してみましょう。

就学相談を受ける

説明会後、個別に就学に関する相談を受けられます。子どもの状態と保護者の希望を伝え、専門の就学相談員とともに子どもに適した就学先はどこか、考えていきましょう。

- 医療機関で受けた診断書、療育機関での報告書、療育手帳などがあれば持参する
- 保護者が相談している間、別室で心理学の専門家による子どもの行動観察がおこなわれたり、後日、発達検査がおこなわれたりすることもある

希望する就学先の見学

日程は学校によっていろいろ。確認が必要です。

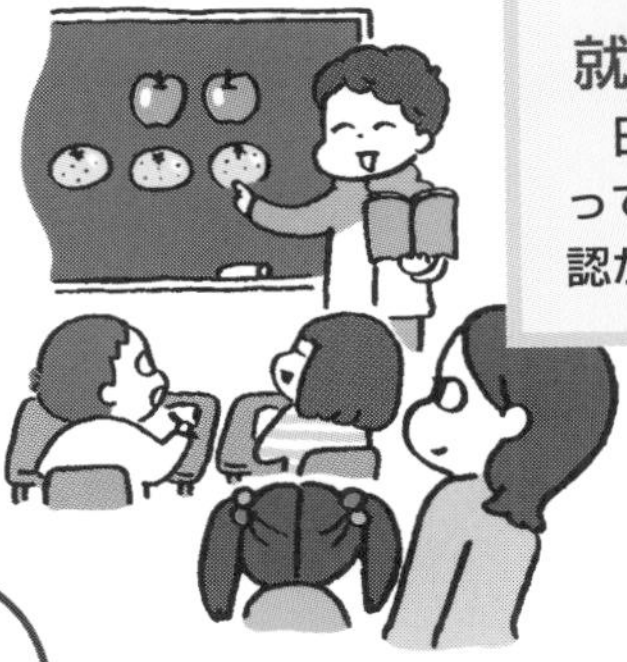

10～11月頃

就学時健診

自治体が指定する学校に行き、健診を受けます。翌年の４月に小学生になる子ども全員が対象です。

12～１月頃

入学通知

就学相談や就学時健診の結果をふまえ、自治体の教育委員会が指定した就学先を知らせる通知がきます。

同意できない場合は、再度相談も可能

2月頃

入学説明会

就学を予定する学校でおこなわれる説明会に参加します。1日体験入学などがおこなわれることもあります。

4月

入学

親の希望だけで判断しないほうがよい

乳幼児期に、保育園などで保育を受けることには大きなメリットがあります。しかし、就学後には教科学習が始まります。知的障害の程度が重かったり、発達の特性が強く現れていたりする場合、定型発達の子どもに向けた学習・活動のペースにはなかなかついていけません。通常学級に進んだ結果、勉強を楽しいと思えなかったり、周囲の子どもとの関係がうまくいかなくなったりして、不適応を起こしてしまうことがあります。

就学先を選択する際には、親の希望だけでなく、子どもがかかえている課題、就学先の学校のサポート体制を十分に考慮することが必要です。

就学後

「勉強のしかた」は学校の先生に相談しよう

知的障害の程度が中程度くらいまでであれば、読み・書き・計算はある程度、できるようになると期待できます。学校と家庭との連携をよくすることが、子どもの力を伸ばす鍵になります。

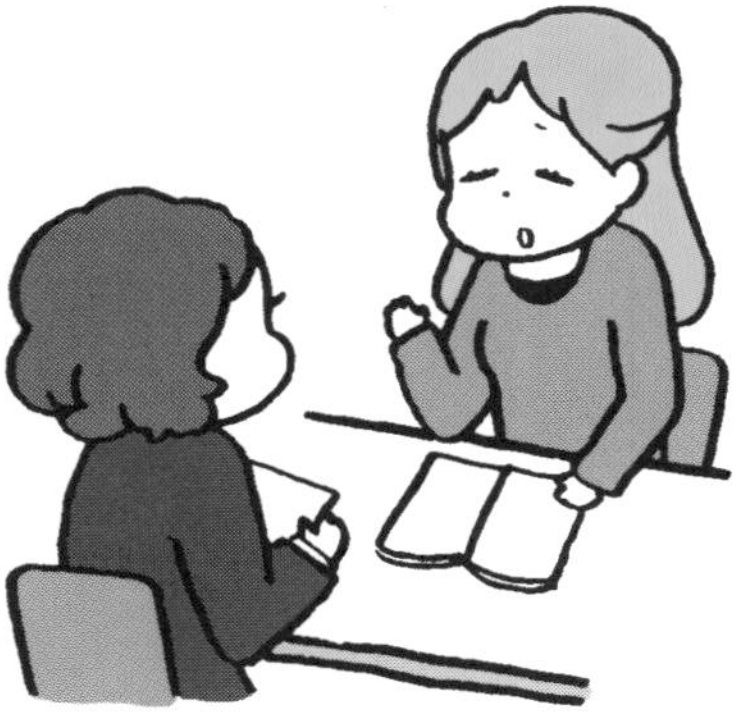

「勉強ぎらい」にさせないために

知的障害や発達障害がある子どもの場合、その子の状態に合った学び方が必要です。その状態をふまえずに無理を強いるのは避けましょう。子どもを「勉強ぎらい」にしてしまうおそれがあります。

特性に合わせた学習方法が必要

知的障害の程度は軽くても、「読むことがとても苦手」「数量の理解がいちじるしく困難」など、とりわけ苦手なことがある場合には、その特性に重点的に配慮した学び方が必要です。

家庭学習の進め方も学校の先生に相談を

家庭でどんな勉強をさせればよいかについては、通学先の学校の先生に相談してみましょう。先生の目からみて「この点に力を入れるとよい」と考えていることがあるものです。

通塾を検討している場合も、子どもの負担になりすぎないか、考えておく必要があります。

学習内容は子どもの理解度によって変わる

特別支援学校や特別支援学級での教育課程は、通常学級とは少し異なります。子どもが自立し社会参加するために必要な知識や技能、態度などを身につけることが重視されており、学習内容は、学年にとらわれず一人ひとりの理解度に合わせて進められます。

▼各教科の構成

特別支援学校（小学部）
生活（1～6年）／国語／算数／音楽／図画工作／体育
通常学級
生活（1～2年）／国語／算数／理科（3～6年）／社会（3～6年）／音楽／図画工作／体育／家庭（5～6年）／外国語（5～6年）

困ったことがあればそのつど、学校と相談を

就学後の生活について、学校の勉強についていけるのか、クラスメートと仲良くできるか、放課後や長期休暇中に子どもが過ごす場を確保できるのかなど、親として

放課後・長期休暇の居場所を探す

障害がある子が放課後、長期休暇中に通えるところとして、「放課後等デイサービス」や、「放課後児童クラブ」といった施設が用意されています。

具体的に、どのような施設を利用できるかは、お住まいの地域の状況によっても大きく異なります。自治体の窓口で相談してください。

放課後児童クラブ（学童保育）

共働き世帯の、主に通常学級に通う小学生を対象としていますが、特別支援学級、特別支援学校に通う子どもを受け入れる施設も増えています。

いずれの施設も、利用にあたっては学校選びとは別の手続きが必要

放課後等デイサービス

未就学の子どものための児童発達支援事業所（→ P43）に相当する療育施設で、小学生から高校生までを対象としています（施設によって異なる）。市区町村から「受給者証」を発行されていれば、利用料の補助が受けられます。施設によって療育の質はさまざまで、きめ細かな指導を期待しにくいこともあります。

転籍は可能

通常学級に入ったものの、教科学習をはじめクラスの活動についていくのが難しく、子どもが学校に行きたがらなくなってしまった場合などは、小学校の途中でも、特別支援学級や特別支援学校に転籍することが可能です。

子どもの状態に合った学びの場が確保されることで、のびのびと通学できるようになることもあります。

中学校への進学時に再検討

小学校は通常学級、中学校は特別支援学級や特別支援学校へと考えている場合には、小学校への就学時と同様に、就学相談を利用します。

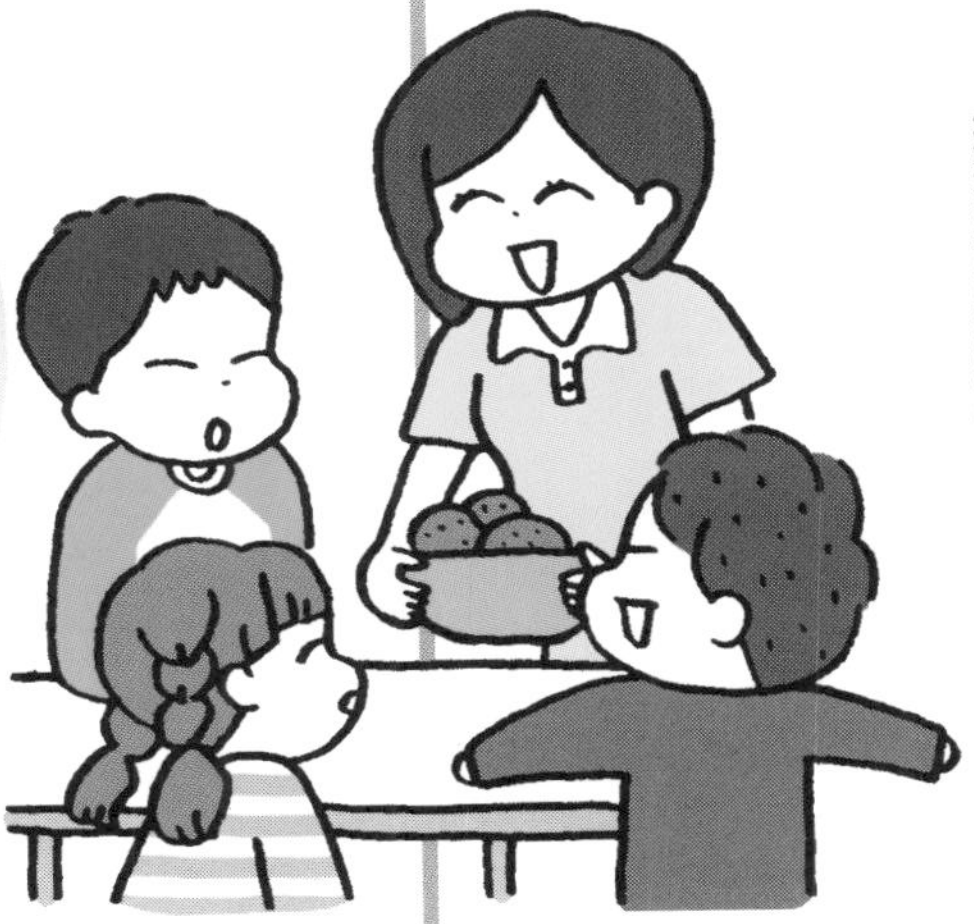

不安に思っていることはいろいろあるでしょう。

就学前に検討しておくべきこともありますが、すべての不安にあらかじめ対策を立てることはできません。学校での様子と家庭での様子は異なることが多いものです。なにか困ったことがあれば、そのつど学校とよく相談し、対応していきましょう。

進学・就労への道筋はいろいろある

中学校までは義務教育ですが、その後どのような道に進むかは子どもによっていろいろです。その子の適性に合った選択をしていくことが大切です。

知的障害がある子どもの主な進学先

通常学級に通う子どもたちはもちろん、特別支援学校や特別支援学級に通う子どもも、ほとんどは中学卒業後、進学しています。

高等専修学校（専門学校高等課程）

高等専修学校は実践的な職業教育を受けられる「専修学校」の一つで、中学卒業者を対象としています。知的障害の程度が軽ければ、選択肢の一つです。

入学試験の難易度が高い高等専門学校（いわゆる高専）とは別のタイプの学校です。

特別支援学校高等部

特別支援学校には高等部もあります。小学部・中学部と同じ学校内にあるところもあれば、高等部のみの学校もあります。職業訓練が充実しており、就労相談が手厚いのがいちばんの特徴です。

入学選考があり、必ずしも希望する学校に進学できるとはかぎりません。

高等学校

全日制高校、定時制高校、通信制高校の３タイプがあり、軽度の知的障害がある子どもを積極的に受け入れている高校もあります。

学校ごとの特徴や入学選考の基準などは学校によって大きく異なります。

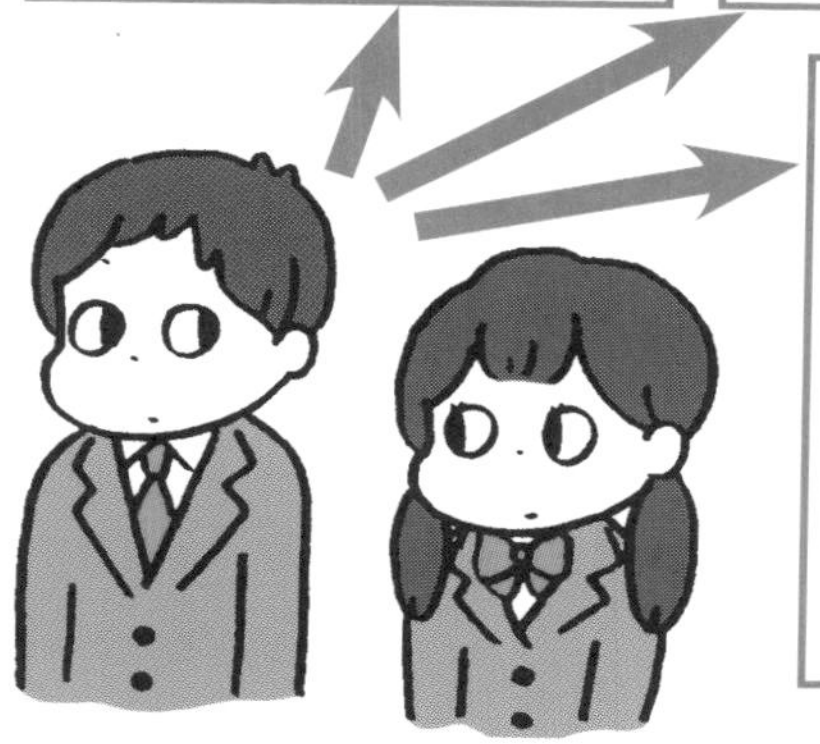

▼卒業後の状況（平成 29 年3月卒業者）

	卒業者	進学者	教育訓練機関等※1	就職者	社会福祉施設等入所・通所者※2	その他
特別支援学校中学部(区分:知的障害)	7,975人 (100%)	7,860人 (98.6%)	20人 (0.25%)	5人 (0.06%)	39人 (0.5%)	51人 (0.6%)
中学校特別支援学級	21,170人 (100%)	19,943人 (94.2%)	465人 (2.2%)	176人 (0.8%)		586人 (2.8%)
特別支援学校高等部(区分:知的障害)	18,321人 (100%)	66人 (0.4%)	276人 (1.5%)	6,029人 (32.9%)	11,262人 (61.5%)	688人 (3.8%)

※1 専修学校など　※2 児童福祉施設、障害者支援施設、授産施設、医療機関など（文部科学省「特別支援教育資料 平成 29 年度」による）

就労を視野に入れた学校選びを

将来、働けるようになるか、自活できるかなど、心配はつきないものでしょう。就労できるかどうかは、障害の程度だけで決まるものではありません。障害の程度が比較的重くても、「福祉的就労」というかたちで働ける場合があります。自活できるだけの収入がなければ、経済的な支援を受けられることもあります（↓P51）。

先の先まで心配しすぎず、低年齢のうちは目の前の課題に一つひとつ対応していく、義務教育の終了が近づいてきたら、就労を視野に入れて学校を選ぶ——こうした姿勢でいればよいでしょう。

適性・希望に合った道に進もう

知的障害がある子どもの場合、特別支援学校高等部や高等学校などを出たあとは、就労を目指すのが一般的です。

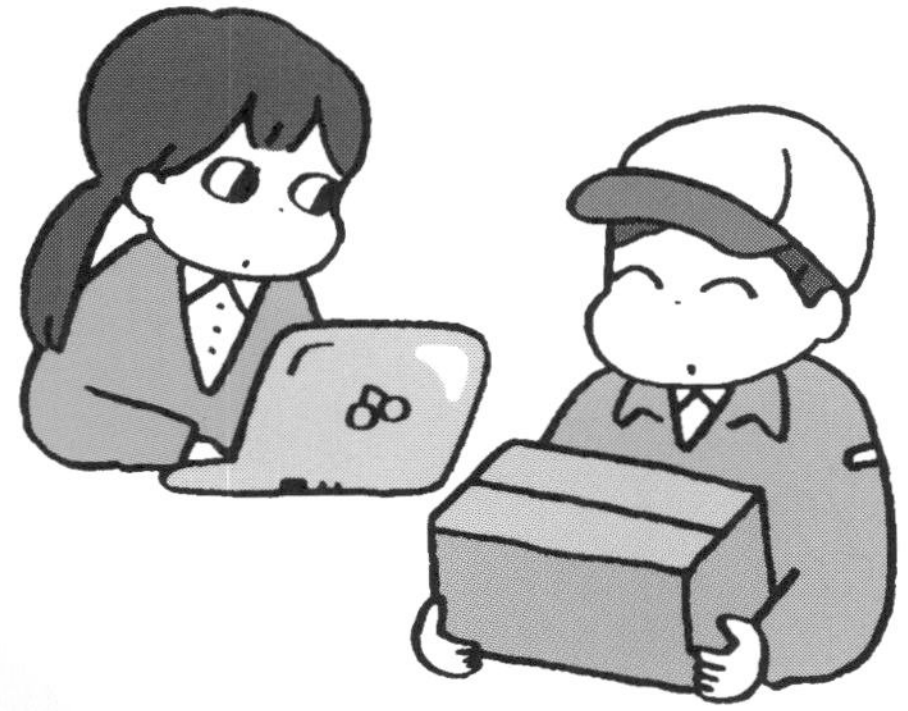

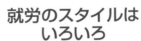

本人の関心に合っている

適性に合った仕事のうち、本人がやりたいと思うものを優先しましょう。

適性に合っている

根気よく作業を続けられる、パソコンの操作ができるなど、得意分野をいかしましょう。

就労のスタイルはいろいろ

企業などへの就職だけでなく、さまざまな働き方があります。

企業等への一般就労（障害者雇用枠）

一定規模以上の企業や自治体などの事業主には、一定の割合で障害者を雇うことが義務づけられています。療育手帳や精神障害者保健福祉手帳をもっていれば、障害者雇用枠での採用を目指すことができます。

福祉的就労

一般企業や社会福祉法人などが運営する「就労継続支援事業所」などで働くことを福祉的就労といいます。労働者であると同時に福祉サービスの利用者という面もあるため、一般就労の場合より賃金は低めです。このほか、地域活動支援センター（小規模作業所）などもあります。

就労継続支援事業所	A型	雇用契約を結んだうえで働く。一般就労の働き方に近い。いわゆる福祉工場
	B型	できた作業に対する工賃だけが支払われる。いわゆる授産施設

「どこで相談できるか」を知っておけば安心

障害のある子どもを育てるうえで、公的な支援を受けることは大きな助けになります。療育機関の利用をはじめ、公的な制度や福祉サービスをうまく利用していきましょう。

制度・サービスのいろいろ

どのような制度やサービスを利用できるかは、子どもの状態や住んでいる地域によって異なります。詳細は市区町村の担当窓口などで確認してください。

誕生

障害があるとわかる

障害のある子ども向けのサービス

児童福祉法や障害者総合支援法に基づき、各自治体でさまざまな障害福祉サービスが用意されています。

●障害児通所支援
- 児童発達支援（公的な療育機関の利用など→ P43）
- 居宅訪問型児童発達支援（→ P52）
- 放課後等デイサービス（→ P47）など

●障害児入所支援
（→ P52）

【相談先】市区町村の障害福祉担当窓口など

障害者手帳制度

手帳は、各種の福祉サービスを受ける資格があることを示す証明書のようなもの。取得しておけば、サービス利用開始時の手続きが簡略化されるほか、手帳制度独自のサービスも受けられます（公共料金・交通機関運賃・自治体の施設利用料の割引など）。

【相談先】市区町村の障害福祉担当窓口など

▼発達障害のある子ども向けの手帳

療育手帳※ 知的障害をともなう場合 ※手帳の名称は都道府県によって異なる	都道府県によって障害認定の判定基準は異なるが、おおむねIQ（DQ）が70以下であれば取得可能。等級（障害の程度）の示し方も、A（重度）／B（それ以外）、1～4度（最重度～軽度）などいろいろ
精神障害者保健福祉手帳 知的な遅れが目立たない場合	申請には医師の診断書が必要。障害の等級は1級（重度）～3級（軽度）までの3段階で示される

まずは子育て支援を担当する窓口などで相談

障害のある子どもを支えるために、さまざまな制度や福祉サービスが用意されています。ただし、公的な支援は自動的に提供されるものではなく、「受けたい／利用したい」と申請したうえで判断を待つ必要があります。

まずは自治体の子育て支援を担当する窓口など、アプローチしやすいところへ相談に行き、どのようなサービスが利用可能かについて教えてもらうとよいでしょう。

経済的な支援

子どもの障害の程度によっては、各種の経済的支援が受けられることがあります。

●特別児童扶養手当
障害のある子どもの扶養者に支給される。子どもの障害の程度が重度なら「障害児福祉手当」が上乗せされる。所得制限がある自治体も多いので市区町村の担当窓口で確認を

●医療費の助成
複数の制度があり、どれが使えるかは子どもの状態などによって変わる

●税金の控除・減免
所得税や住民税の控除などを受けられることがある。地域の税務署などで相談を

大人になってからは……

障害者総合支援法に基づく各種のサービスが用意されています。

また、知的障害の程度が比較的重い場合、本人の所得が一定額以下なら20歳で国民年金に加入すると同時に、障害基礎年金を受けられます。保険料を払う必要はありません。

障害者総合支援法に基づくサービス

就労、自立に向けた支援や、地域で暮らし続けるためのサービスなどいろいろある

【相談先】障害者就業・生活支援センター、地域障害者職業センターなど

障害基礎年金

申請には医師の診断書が必要。障害等級が1級と認定されれば月額約8万1260円、2級なら月額約6万5008円（2019年度）が支給される。障害等級の判断基準は手帳制度とは異なる

【相談先】市区町村の国民年金担当窓口や年金事務所

「親亡きあと」への備えはどうする?

子どもが生活する力をつけていけるように、働きかけていくことが最大の備えです。

一人では生活できない、親のほかに頼れる人がいないという場合には、障害者総合支援法に基づく「居住系サービス（グループホーム）」を利用したり、「施設入所支援」を受けることができます。

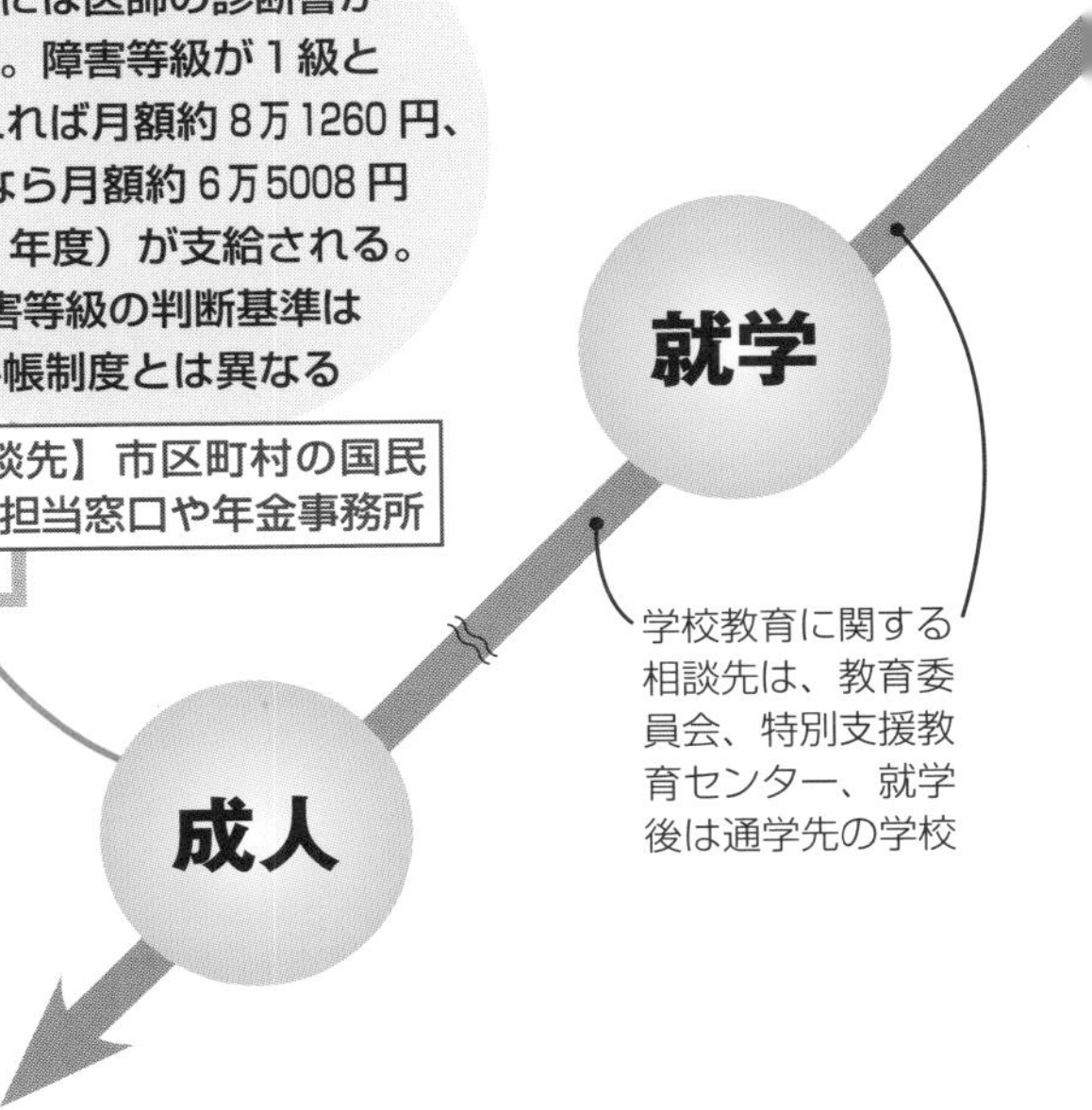
就学
成人
学校教育に関する相談先は、教育委員会、特別支援教育センター、就学後は通学先の学校

COLUMN

障害の程度が重い場合には施設入所も選択肢の一つ

「通所」がむずかしくても支援は受けられる

知的障害や発達障害のある子どもの多くは、児童発達支援や放課後等デイサービスのような通所型のサービスを利用しながら、家庭で家族といっしょに生活しています。しかし、ほかに医療的ケアを必要とする病気や身体的な障害が重なっているなど、障害の程度が重い場合には、通所がむずかしいこともあります。また、家族の状況によっては、障害のある子どもの世話を十分にできないことがあります。そのような場合には、訪問型のサービスや施設の利用も検討してみましょう。

障害児入所施設のなかには、短期入所（ショートステイ）を実施している施設があります。一時的に家庭で世話ができないときには、こうしたサービスが利用できないか、自治体の窓口で相談してみましょう。

▼訪問・入所型のサービス

居宅訪問型児童発達支援

障害の程度が重いなど、通所がむずかしい場合に指導員が家庭を訪問し、子どもの状態をみながら発達を促す働きかけをする

福祉型障害児入所施設

入所している子どもを保護し、自立した生活に必要な知識や技能を教えていく。長期に入所している学齢期の子どもは、施設から特別支援学校に通う

医療型障害児入所施設

医療的なケアが必要な、比較的障害の程度が重い子どもが対象になる

第4章
育ちを支える家庭でのかかわり方

親をはじめとする家庭での家族のかかわり方は、
子どもの育ちに大きな影響を与えます。
障害のある子どもに対しては、
その特性をふまえたかかわり方を続けることが、
子どものもつ力を最大限に伸ばすポイントです。

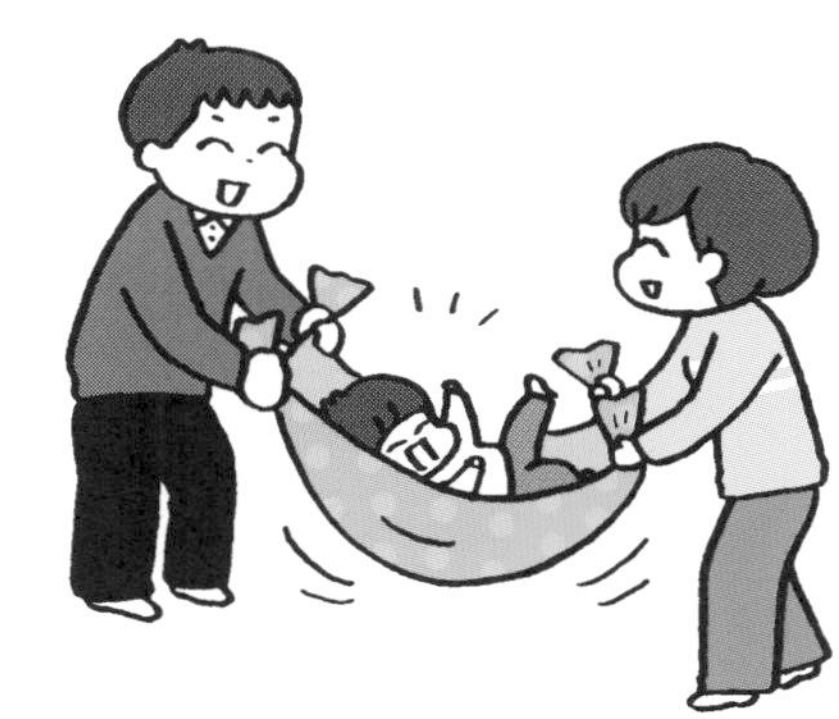

保護者の役割

大切にしたい、子どもが安心できる関係・環境

子どもにとって親は特別な存在です。子どもの力を伸ばすために、できるかぎりのことをしていこうと願うなら、まずは子どもが安心できる関係、落ち着ける環境をつくっていきましょう。

親ならではのかかわり方を

親は「先生」ではありません。家庭は「訓練の場」ではありません。保護者だからこそできる、保護者にしかできないかかわり方を大切にしていきましょう。

いちばん安心できるつながりを築く

親が子どもの状態をよくみて、欲求を満たすために適切な働きかけをする——そのくり返しのなかで、子どもは「困ったとき、お母さん、お父さんが助けてくれる」と感じられるようになります。安心・信頼できるつながりがあることは、子どもの育ちを支える基盤となります。

生活のパターンを決める

保育や療育の場では、それぞれにスケジュールがありますが、生活全体のスケジュールを決め、コントロールしていくのは親の役目です（→P58）。

甘やかすだけでなく、決めたことは守るという姿勢を崩さないことも大切です。

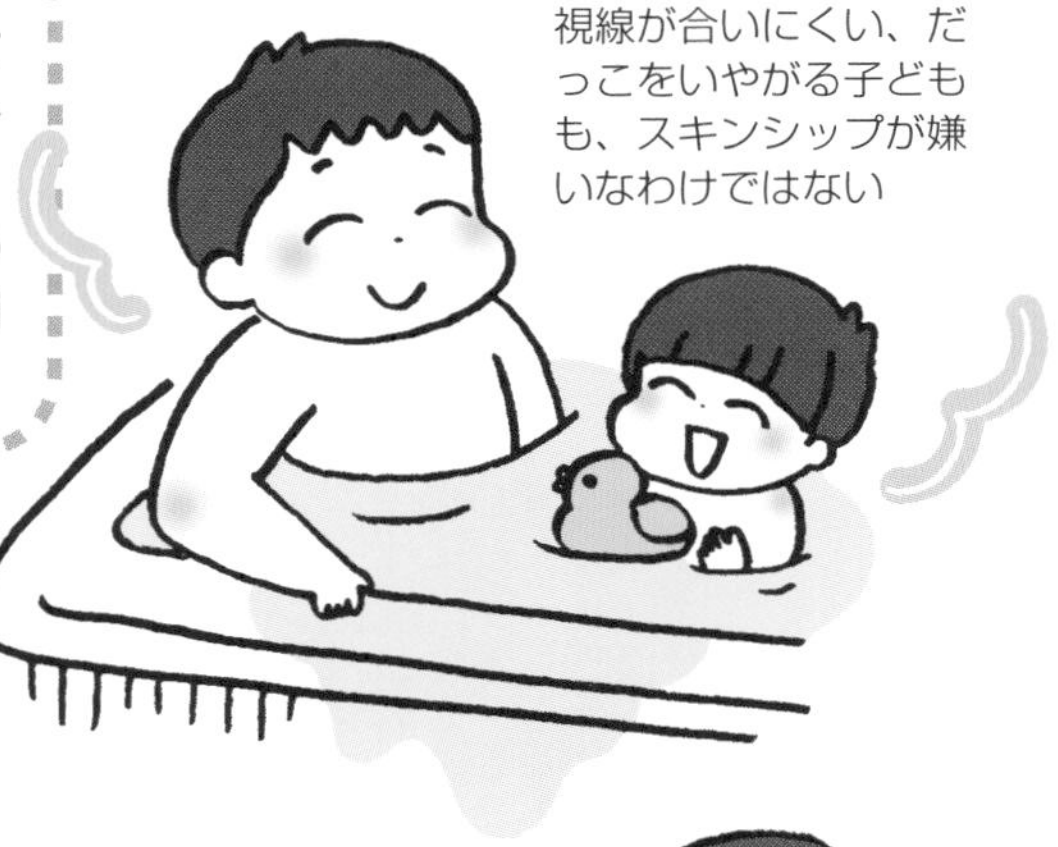

視線が合いにくい、だっこをいやがる子どもも、スキンシップが嫌いなわけではない

いっしょに楽しむ

身のまわりの世話をするだけでなく、子どもをひざにのせて本を読む、いっしょにお風呂に入る、くすぐりっこをして遊ぶなど、日常的なふれあいを、子どもといっしょに楽しみましょう。

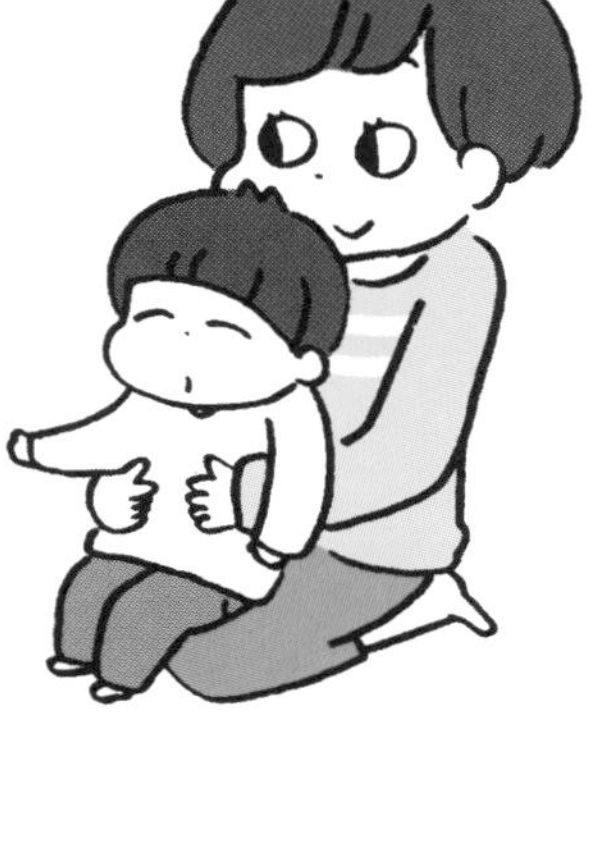

子どもがストレスを感じているかもしれないこと

発達障害の特性がある子どもは、親が気づかないうちにストレスを感じていることがあります。子どもが落ち着いて過ごせるよう、家庭で過ごす際にも配慮が必要です。

今、なにをすればよいかわからない

理解・判断する力が弱い子どもは、自分で考えて行動することが苦手です。自閉症スペクトラムの傾向がある場合、「なにが起こるかわからない状態」に強い不安感を覚えることもあります。

●スケジュールをわかりやすく示す（→ P58）
●今、することをはっきり指示する（→ P60）

気が散って集中できない

まわりの様子が気になり、落ち着かなくなることがあります。なにか一つのことに集中させたいときは、気が散りにくい環境づくりを心がけましょう。

●ほかの家族の動きが気にならないように壁のほうを向かせる
●外の様子が見えないようにカーテンをひく
●テレビを消す、照明の当たりぐあいを調節する など

苦手な刺激にあふれている

自閉症スペクトラムがある子どもは、視覚、聴覚、触覚、嗅覚、味覚のいくつかが敏感だったり、逆に鈍感だったりします。発達障害のない大人にはなんでもないことでも、子どもは大きなストレスを感じ、ときにパニックの原因になることもあります（→ P82）。

●子どもが不快に感じる刺激は、生活に支障のない範囲でできるかぎり取り除く（芳香剤を除去する／服のタグを切り取る など）
●除去がむずかしいものは、少しずつ慣れさせる（→ P83）

育ちを支える環境を整えていこう

障害のある子どもに対し、「もっとがんばれば、できるようになるはず」「家庭でも『療育』（訓練）をしていかなければ」と考える人もいるでしょう。

子どもの成長に期待する気持ちは大切ですが、たとえば文字や数字を覚えさせる、言葉をたくさん覚えさせるといったことだけを目指しても、子どもの全体的な発達を促せるわけではありません。

親ががんばりたいのは、子どもの育ちを支える環境を整えていくことです。わからないこと、いやなことでいっぱいの環境では、子どものもつ力は伸びていきません。子どもの発達全体を底上げしていくためには、安心できる関係、落ち着ける環境を築いていくことが大切なのです。

環境を整える①

「わかりやすい共通のルール」を設定しよう

知的障害や発達障害がある子どもにとって、身のまわりで起きていることは「わからないことだらけ」になりやすいもの。子どもがわかりやすい環境を整えることが大切です。

「わかりにくさ」は混乱のもと

理解する力の弱さがある子どもは、場所・人によって指示のしかたや自分の呼び名、してよいこと・悪いことのルールなどが違うと、とまどいが大きくなります。

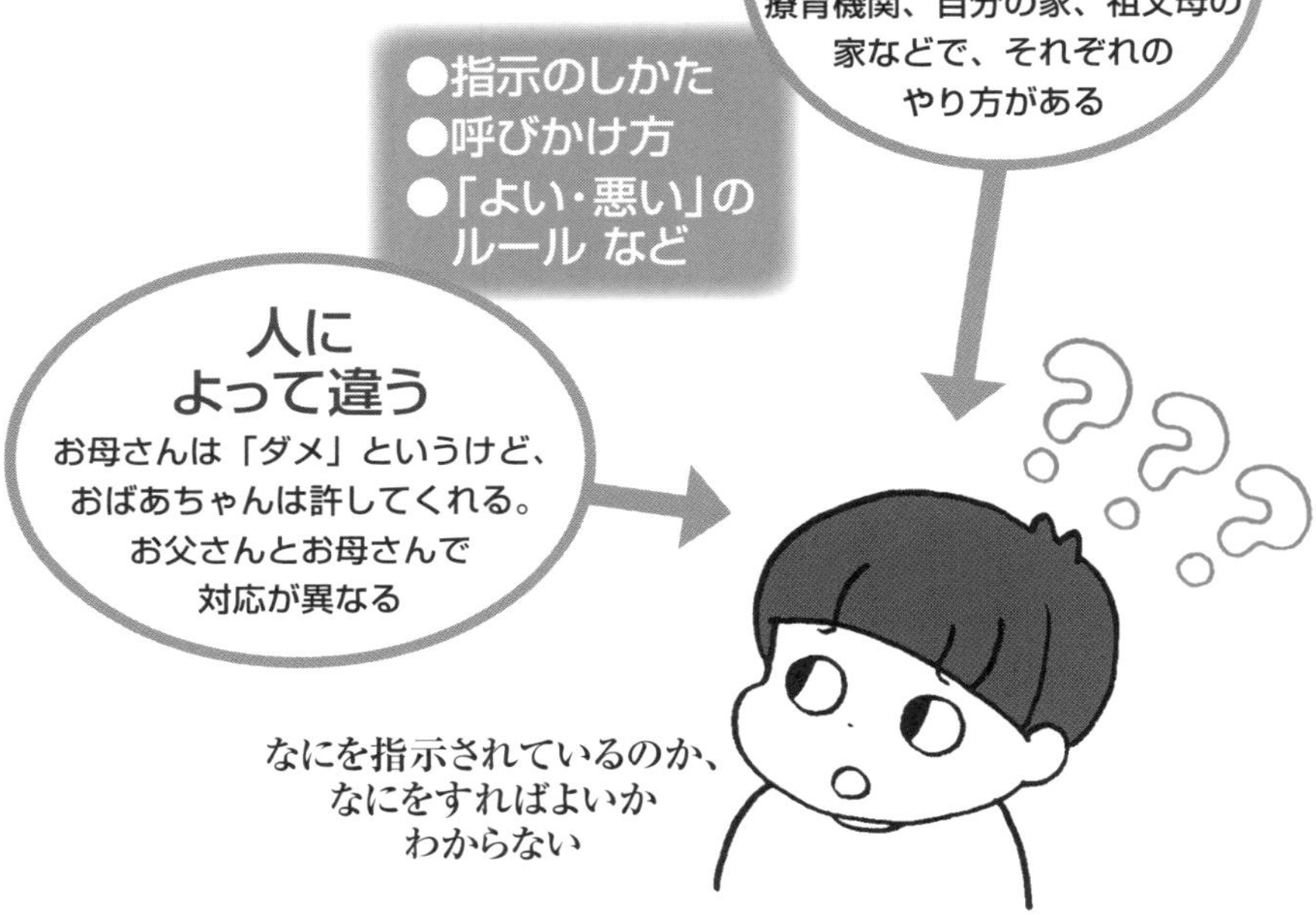
場所によって違う
保育園・幼稚園・こども園、療育機関、自分の家、祖父母の家などで、それぞれのやり方がある
●指示のしかた
●呼びかけ方
●「よい・悪い」のルール など
人によって違う
お母さんは「ダメ」というけど、おばあちゃんは許してくれる。お父さんとお母さんで対応が異なる
なにを指示されているのか、なにをすればよいかわからない

「わかりやすさ」が子どもの育ちを促す

わからないことばかりの環境のなかでは、いくら子どもの「できること」を増やそうとしても、なかなかうまくいきません。

逆に、子どもが理解しやすい環境を整えれば、子どもの「わかること・できること」は増えていきます。家庭や療育・保育の場で使用する道具や指示のしかた、ルールなどはできるだけ統一し、同じように子どもに対応していきましょう。

「よい・悪い」のルールを明確にしておくことは、よい行動を促すためにも、望ましくない行動を止めるためにも重要なことです（↓P65、84）。

身内の人
祖父母をはじめ、子どもとのかかわりが深い人には、ルールを伝える

保護者

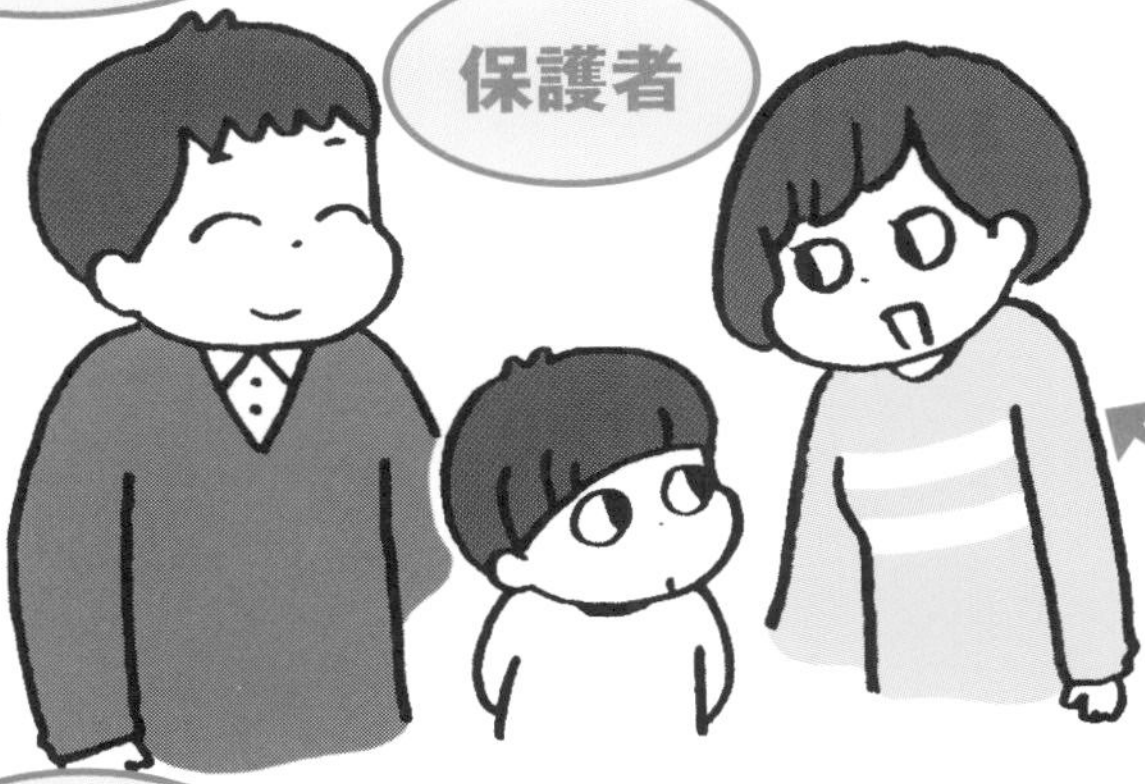

療育機関・医療機関
療育機関の職員や医師などの専門家から、子どもへの対応について具体的なアドバイスを受ける

保育園・幼稚園・こども園
専門家からのアドバイスをふまえて保育者に協力を求めたり、園での様子を保育者から聞き療育機関などに伝える

保育の場での子どもの様子を保育者が伝えたり、療育機関の専門家が見学したりするなど、直接、連携をとってもらえることもある

親は「調整役」になったほうがよいことも

子どもにとってわかりやすい環境を整えていくには、子どもにかかわる人どうしの連携が必要です。

保育者と療育機関などの専門家が、直接、連携をはかってくれることもありますが、それが期待できないこともあります。その場合には、親がつなぎ役となり、環境調整をはかっていきましょう。

保育者に求めてよい「協力の範囲」

療育機関と違い、保育園などでは、1人の保育者が大勢の子どもをみています。保護者が希望することを、すべて受け入れる余裕がないこともあります。

協力を求めたほうがよいことの例	協力を求めてはいけないことの例
●視覚的な指示をしてほしい（絵カード、スケジュール表を使うなど） 絵カードは、保育・療育・家庭の3つの場で共通のものにすると、子どものわかりやすさが高まる	●集団での活動がむずかしいので、園でもつねに個別に活動できるよう考えてほしい
●クラスの子どもたちにいっせいに指示したあと、個別に指示をしてほしい	●療育機関での練習を、園でも個別的に指導してほしい
●子どもの名前の呼び方を家庭と同じにしてほしい	●家庭でやらせているドリルなどを、園でもやらせてほしい

生活のパターンはできるだけ一定にしよう

朝起きてから寝るまでのスケジュールを決め、それに沿って生活していくようにすると、知的障害や発達障害がある子どもにも「今なにをすればよいか」がわかりやすくなります。

スケジュールを組んで守る

毎日どのように過ごすかを決め、それをできるだけ守りながら生活することで、知的障害や発達障害がある子どものとまどいは減ります。

不安感が減る

発達障害の特性がある子どもは、いつもと同じパターンであれば問題なく行動できても、少しでも状況が変わると、ひどく不安を感じたり、逆に興奮しすぎてしまうことがあります。生活パターンを守ることで、これを防げます。

同じパターンはわかりやすい

新しいこと、自分で考えて行動しなければならないことは苦手でも、パターン化した行動は身につきやすく、ちょっとした手がかりさえあれば一人でできる、ということが増えます。

▼決めておくことの例

- 食事の時間
- 起きる時間・寝る時間
- 出かける前にすること
- 園や療育機関などに行く日
- 入浴・歯みがきのタイミング
- 出かけたあとにすること

子どもにもわかるように示す

その日、どんな順番でなにをするのかなどがわかるよう、スケジュールは子どもにも明示しておきます。それぞれに具体的なイラストが添えてあると、子どものわかりやすさはさらにアップします。

ホワイトボードや壁掛けポケットなどを利用して、子どもが見やすい位置に図示する

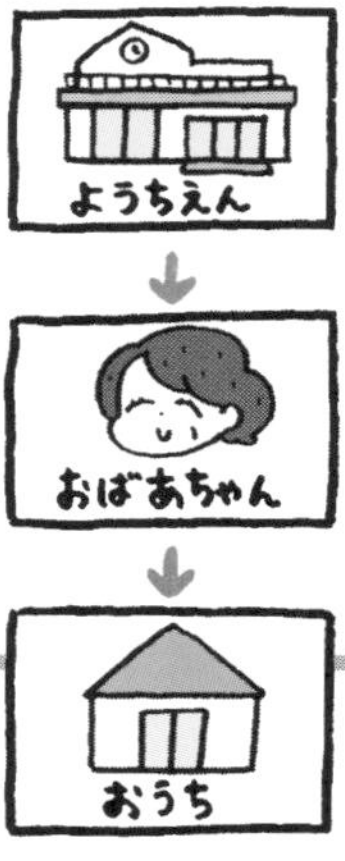

1日の予定

●その日1日のスケジュールの大きな流れを示す

「昨日」「今日」「明日」の区別がつく子どもには……

1週間／1ヵ月の予定

●園や療育に通う日、休日の予定なども示す

パターンが守れないとき

生活のパターンを決めても、いつもそのとおりにできるとは限りません。パターンを乱す原因に応じて、そのつど対応をはかっていきます。

急に予定が変わった
⇒事前に子どもに変更を予告する

園に行く予定だったが、病院に行かなければならなくなったなどという場合は、スケジュールの変更を子どもに事前に伝えます。その際も、絵や写真などの視覚的な情報を使うと、子どもがより理解しやすくなります（→ P82）。

なかなか寝てくれない
⇒スケジュールを見直す

知的障害や発達障害がある子どもは、寝つきが悪かったり、夜中に目を覚ましたりするなど、睡眠のリズムに乱れがみられることがあります。感覚の過敏さなどが影響していることもありますが、昼間の活動量が少ないことが原因かもしれません。体を動かす時間を増やすなど、スケジュールを見直してみましょう。

子どもが次の行動に移れない
⇒「終わりの時間」を視覚的に示す

遊ぶ時間など、子どもが好きなことを始める前は、「終わり」がいつかをはっきりと示して約束し、その時間になったら「終わりにする」ことを徹底します。これをくり返すことで、生活のパターンは崩れにくくなります。

パターン化した生活はわかりやすい

子どもにとってわかりやすい環境にしていくためには、毎日の生活をできるだけ決まったパターンにして過ごすことが大切です。

保育園などに通い始めているなら、できるだけ休まずに行かせましょう。生活パターンを乱さないようにすることが、子どもの「わかりやすさ」につながっていくのです。

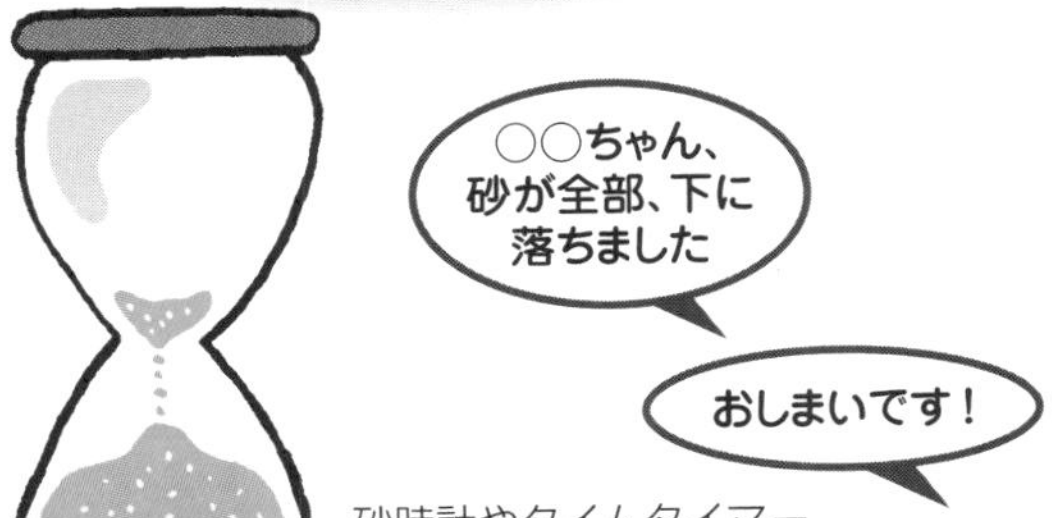
○○ちゃん、
砂が全部、下に
落ちました
おしまいです！

砂時計やタイムタイマーなどで、タイムリミットを視覚的に示すとよい

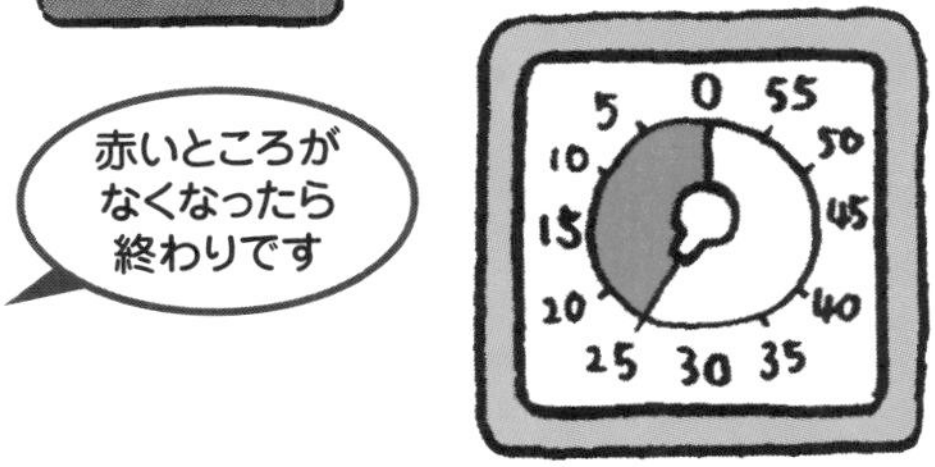
赤いところが
なくなったら
終わりです
0 5 10 15 20 25 30 35 40 45 50 55

指示は「はっきり、短く、具体的に」。「見せる」のも有効

発達障害のある子どもは、知的障害の程度が軽い場合でも、総じて耳から聞きとった情報を理解することが苦手です。子どもに伝わりやすい言葉のかけ方をしていきましょう。

「わかりやすさ」を高める3原則

子どもに指示するときは「はっきり、短く、具体的に」の３原則を守りましょう。言葉の理解を促すためにも、また、指示の内容を理解しやすくするためにも重要です。

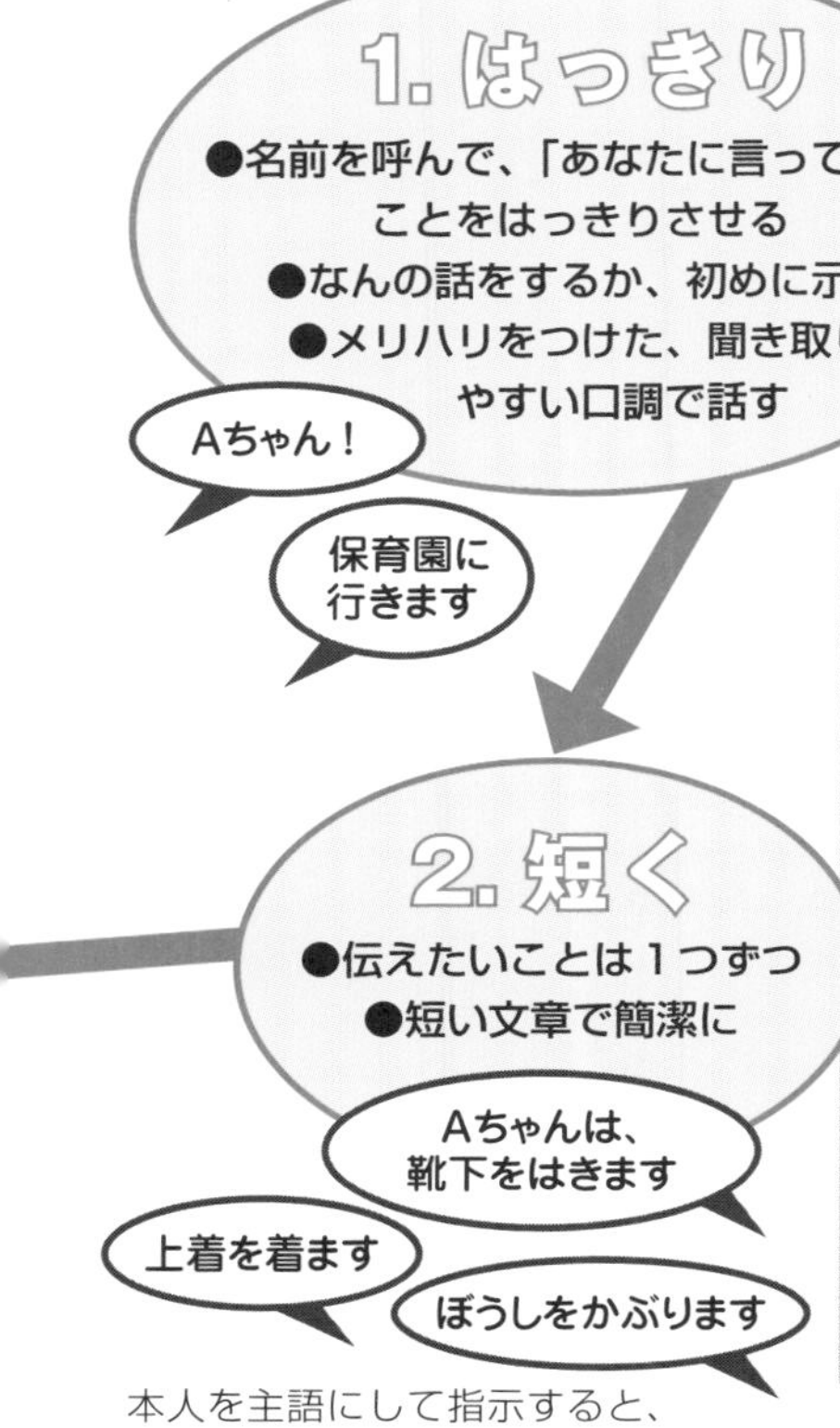
1. はっきり
●名前を呼んで、「あなたに言っている」ことをはっきりさせる
●なんの話をするか、初めに示す
●メリハリをつけた、聞き取りやすい口調で話す
Aちゃん！
保育園に行きます
2. 短く
●伝えたいことは１つずつ
●短い文章で簡潔に
Aちゃんは、靴下をはきます
上着を着ます
ぼうしをかぶります

本人を主語にして指示すると、よりわかりやすくなる（例：「はいてください」→「はきます」）

「一度にたくさん」は覚えにくい

知的障害のある子どもは、一度にたくさんのことは覚えていられません。知的な遅れは軽くても、発達障害の傾向がある子どもは「ちょっと覚えておく」ことが苦手です。

１つだけ指示されれば行動に移せても、同時に２つ、３つのことを指示されると、途中でわからなくなってしまったり、最後に言われたことしか覚えていないなどといったことが起こりがちです。

言葉が多すぎると通じにくくなる

言うことを聞かない、いくら話してもわからないのは、「子どもが言葉そのものの意味を理解していないから」ということもあれば、「ある程度、言葉はわかっていても話が長いと覚えていられないから」ということもあります。

子どもにはたくさん話しかけたほうが、言葉の発達を促せるのではないか、詳しく説明したほうがわかりやすくなるのではないかと思うかもしれませんが、言葉の理解が十分ではない子どもには逆効果です。一度に多くのことを話しすぎないように注意しましょう。

「見せる」ことでよりわかりやすくなる

言葉を聞くだけでは理解しにくくても、目で見ればわかる子どもは多くいます。言葉がけとともに、視覚的に情報を示すと、子どものわかりやすさがアップします。

絵カード・写真を活用する

言葉の理解が不十分な子どもには、理解を促すための絵カードなどを使います。

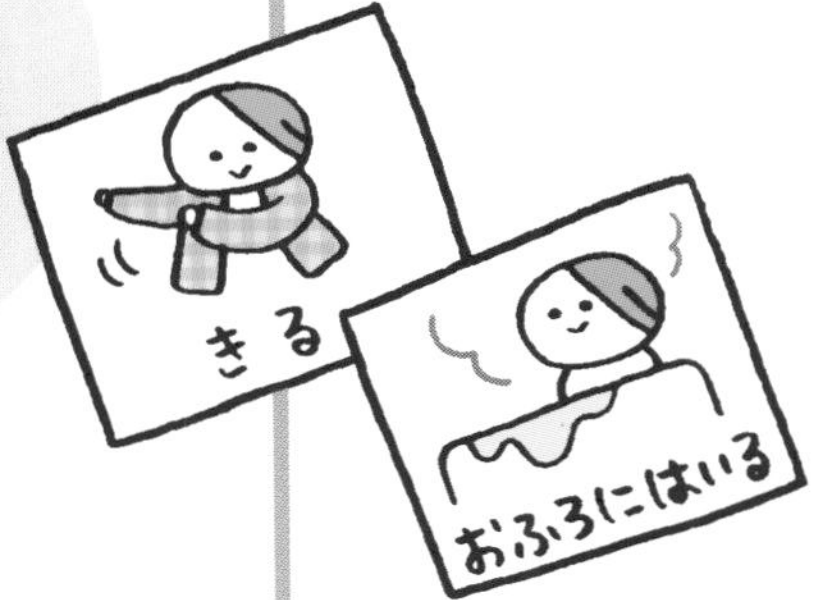

実際にやってみせる

子どもにやらせたいことを、実際にやってみせます。動作と言葉を一致させ、たとえば「かぶる」という言葉がなにを指しているかを伝えるようにします。

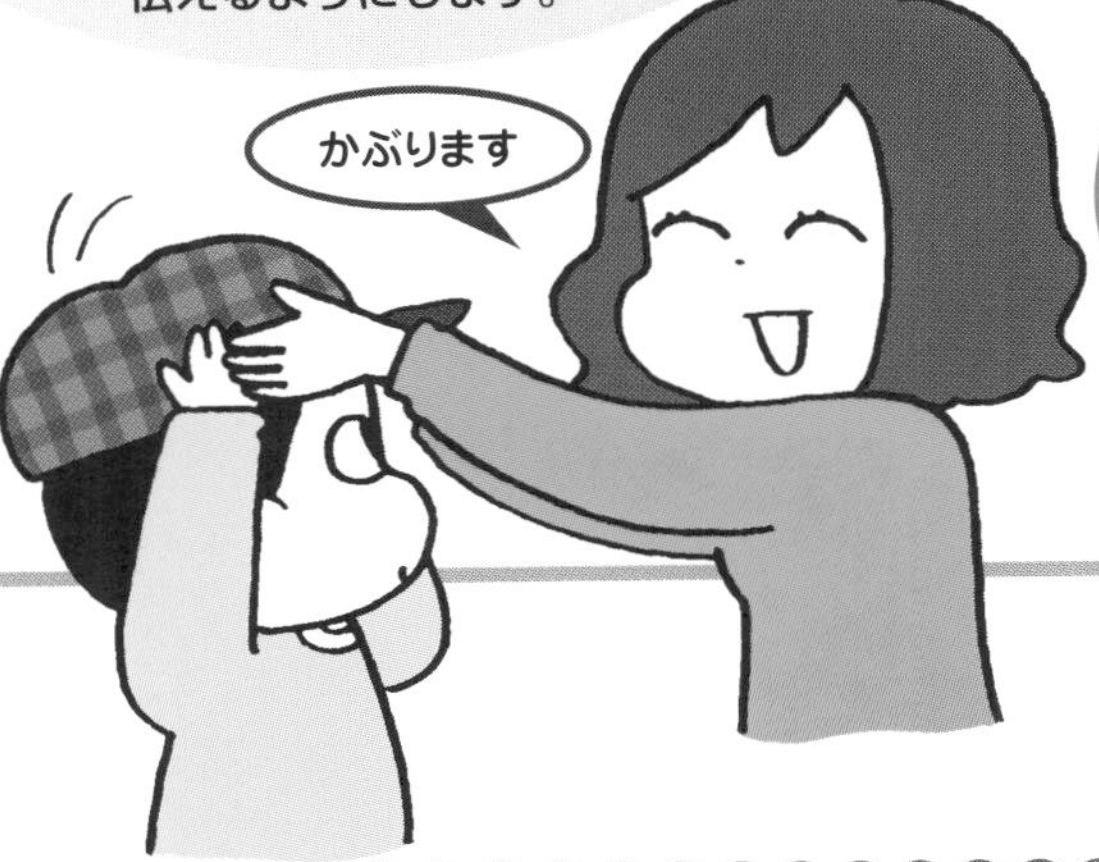

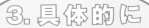

3. 具体的に

- 「ちゃんと」「きちんと」「しっかりと」は使わない
- 今なにをすればよいのか、明確な言葉で伝える

× ちゃんと服を着て!

○ Aちゃんは、シャツをズボンに入れます

「ちゃんとした状態」がイメージできないと具体的にどうすればよいかわからない

叱るときの原則も同じ

間違ったこと、危ないこと、してはいけないことをしたときに、「ダメなものはダメ」と叱ることは必要です。

このときも、「はっきり、短く、具体的に」という原則は同じです。

○○ちゃん!

机の上にのぼりません

○○ちゃんは、机からおります

言葉がけの基本②

禁句は「なんで」「どうして」「昨日も言ったでしょ！」

何度言ってもできない、同じ失敗をくり返すからといって、叱責しても「できる」ようにはなりません。
「なぜできないのか」は、まわりの大人が考えなければならないことです。

「できないこと」を責めないで！

子どもがなにかをできずに困っているときには、できないことを強く責めたり、叱ったりしないでください。

それが特性だから……

発達障害の子どもや、その傾向がある子どもは、環境の変化に不安を感じたり、2つのことを同時にできなかったり、衝動性があったり、注意が散漫になりやすかったりします。それが好ましくない行動につながることがあります。

定着しにくいから……

知的な遅れがある場合、「こうします」と教えても、すぐに「わかる・できる」ようにはなりません。

子ども自身は変わらない、変えられない

必要なのはできるようにするための支援

できないことをかかえて困っている子どもに必要なのは叱責ではなく、「どうすればできるか」という作戦です（→ P64）。

叱りすぎれば二次的な問題が起きてくる

子どもが危ないこと、間違ったことをしたとき、制止することは必要です。しかし、それ以上の叱責は控えてください。

できないことを責められ、叱られてばかりいる子どもは、自分を認める気持ち（自己肯定感）が育ちません。すべてにおいて自信がもてず、ひきこもり、うつ病など、新たな問題をかかえるようになることもあります。こうした二次的に生じる心の問題を、「二次障害」といいます。

子どもの特性を理解しない大人が浴びせる叱責の言葉が、二次障害のもとになることを心しておく必要があります。

二次障害を生む言葉は避ける

「なんで！」「どうして！」と言いたくなることもあるでしょう。しかし、それは子どもを追い込む言葉です。子ども本人にぶつけることは避けましょう。

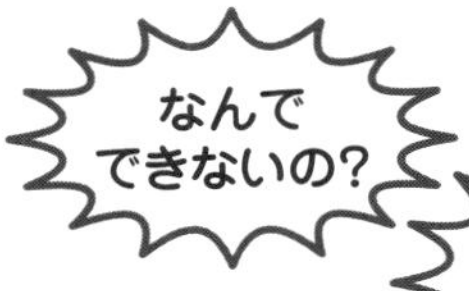
なんで
できないの？

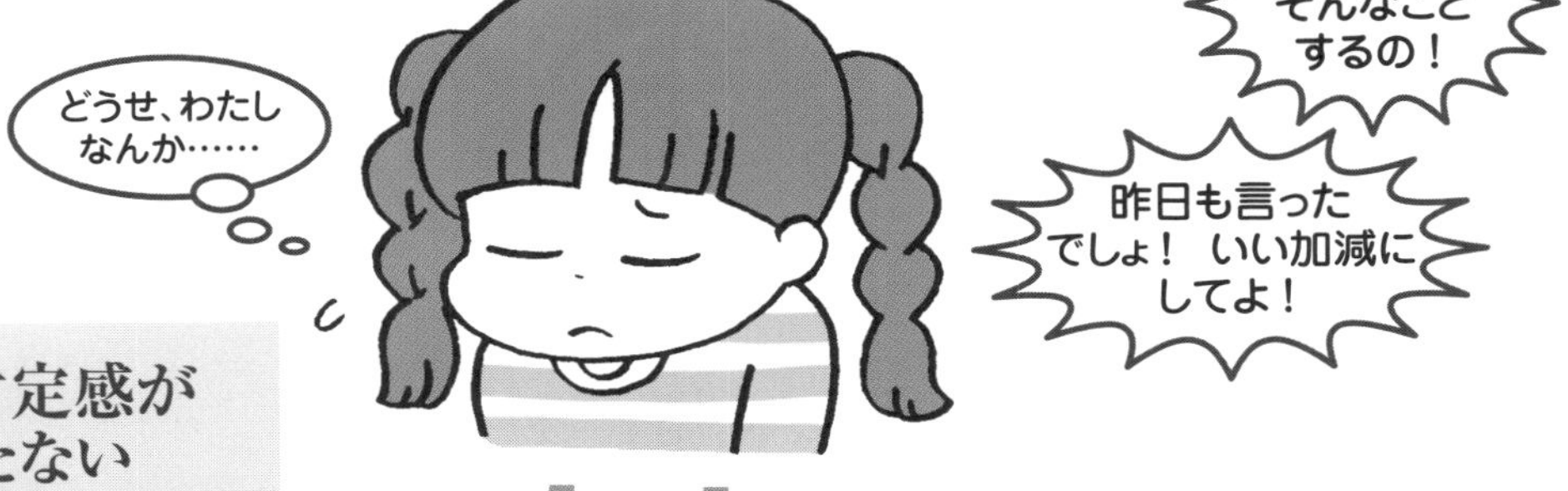
どうして、
そんなこと
するの！
昨日も言った
でしょ！ いい加減に
してよ！
どうせ、わたし
なんか……

自己肯定感が育たない

叱られてばかりの子どもは、「自分はダメな人間」「自分はなにもできない」と、自分を否定する気持ちが強くなり、自分を認める気持ちが育ちません。

どうすればよいかわからないまま

叱責するだけでは、できない、わからない状態は変わりません。子どもはどうすればよいかわからないまま困り続けます。

無力感

「どうせ自分はダメ」と思うようになり、なにごとにも消極的になってしまいがちです。

二次障害

発達障害のある子どもたちに生じやすいとされますが、発達障害そのものの影響というより、発達の特性を理解しない、周囲の大人のかかわり方が生じさせるものです。

- 不登校
- ひきこもり
- うつ病
- いじめ

叱責より「スモールステップほめほめ大作戦」

できることを増やしたいのなら、目標に一歩でも近づくことができたらほめる。そのくり返しが重要です。「できない」と叱るより、子どものできることは確実に増えていきます。

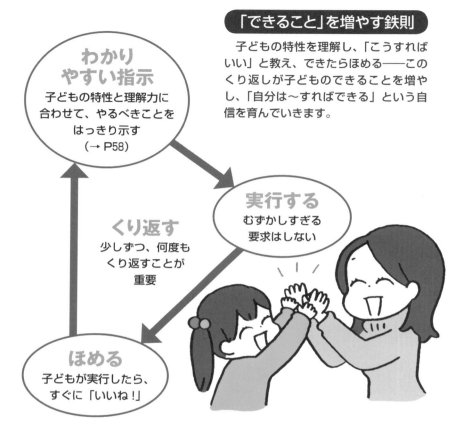

「できること」を増やす鉄則

子どもの特性を理解し、「こうすればいい」と教え、できたらほめる――このくり返しが子どものできることを増やし、「自分は～すればできる」という自信を育んでいきます。

わかりやすい指示
子どもの特性と理解力に合わせて、やるべきことをはっきり示す
（→ P58）

実行する
むずかしすぎる要求はしない

ほめる
子どもが実行したら、すぐに「いいね！」

くり返す
少しずつ、何度もくり返すことが重要

ほめられることで自己肯定感が育まれる

ほめられるという経験は、「自分はできる」という自信につながります。その積み重ねが子どもの自己肯定感を伸ばします。自己肯定感が育っていれば、困ったことがあったとき、「どうせ……」などと思わず助けを求められます。

ところが知的障害や発達障害がある子どもは、「できる」という自信を簡単にはもてません。自分だけではうまくできないことが多く、ほめられる機会を得にくいからです。だからこそ必要なのは、「ほめる」ための作戦です。これがうまくいけば、二次障害を起こさず、子どもの能力を最大限に伸ばしていくことができるのです。

「ほめほめ大作戦」を成功に導くコツ

ほめたいと思っても、ほめるようなことはなにもない――そんなふうに感じているときには「作戦」の見直しが必要です。

ほめほめ大作戦

できたら「うれしいごほうび」を与える

言葉だけでなく、手でサインを送ったり、○が描かれたカードを見せたりすることも、ほめ方の一つです。シールを貼る、スタンプを押すなど、目でみえる「ごほうび」を用意しておくのもよいでしょう。

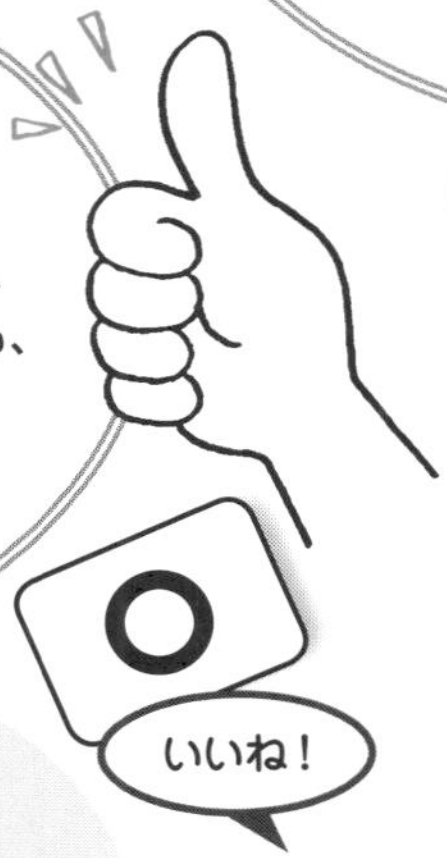

シール台帳の活用

ごほうびシールや、ステップアップのためのシール台帳などは、市販のものがいろいろあります。子どもの好きなものをいっしょに選びましょう。

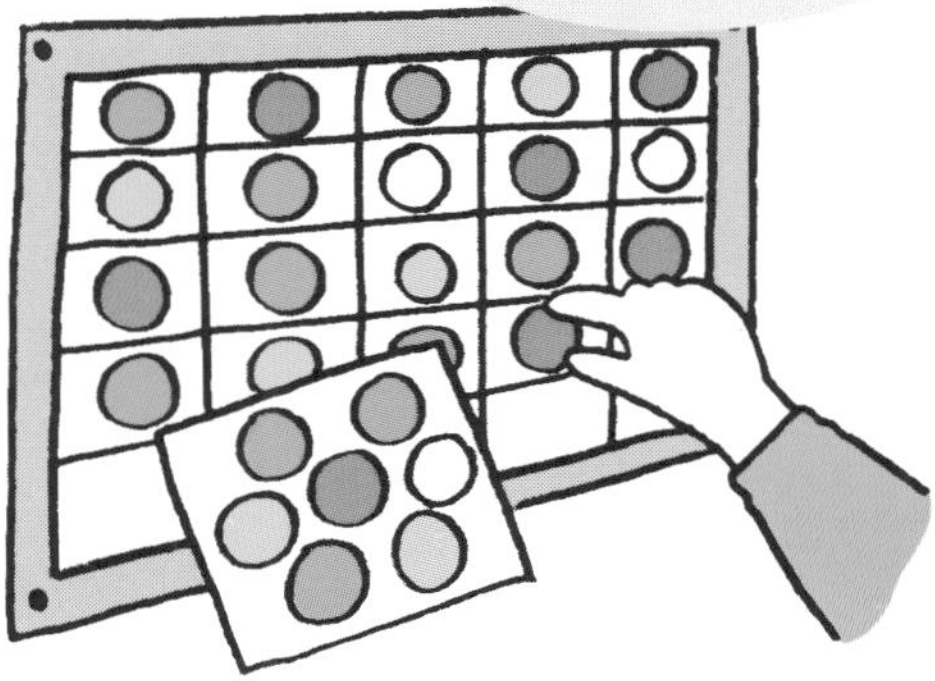

スモールステップ

課題達成までの道のりを小さく区切る

「これをできるようにする」というときは、最終的な目標の達成をほめる基準にするのではなく、達成までのプロセスを一つでもクリアできたら、ほめていきます。

- なんでも食べられるようにする(→P68)
- トイレで排泄できるようにする(→P70)
- 一人で着替えられるようにする(→P72)
- 公共の場で騒がない(→P84)
- 危ないことをしない(→P88)

「ほめる」ことと「甘やかす」のは違うこと

好ましくない行動に対しては、簡潔に「ダメ」と伝えます。「よい・悪い」をルールとしてはっきり示し、「ダメなものはダメ」という一線は守りましょう。

しかし、「ダメ」と伝えるだけでは次につながりません。たとえば公共の場で騒いでしまいやすい子どもには、おとなしくしている間に、「いい子だね」「お約束を守れたね」とほめるようにしていきます。

コミュニケーション

自分の気持ちを適切な方法で表現できるようにする

ほとんど言葉を話さない、少しは話せるけれど十分ではないという状態の子どもに教えたいのは、自分の気持ちを相手に伝えるための適切な方法です。

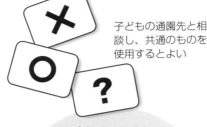

言葉以外の方法も教えていく

言葉で自分の気持ちを伝えることがむずかしい子どもは、「いやだ」と言うかわりに手が出てしまうなど、不適切な表現方法によって、周囲との関係を悪くしてしまうことがあります。

発語が不十分な子どもに、いきなり「言葉で気持ちを伝えなさい」と言っても無理な話です。言葉以外のコミュニケーションの方法も教えていきましょう。相手に気持ちを伝える方法と言葉が結びつき、「こういうときは、こう言えばよい」とわかれば、言葉を使ったコミュニケーションができるようになる場合があります。スモールステップで取り組んでいきましょう。

言葉にはこだわらないで

発語の少ない子どもに対し、なんとかして話せるようにしたいと焦ることもあるでしょう。しかし、子ども自身の「わかること」が増えないと、発語はなかなか増えません。

コミュニケーションの手段は言葉だけではありません。言葉にこだわらず、子どもに伝わりやすい方法を使いながら、まずは子どもの「わかる」を増やしていきます。

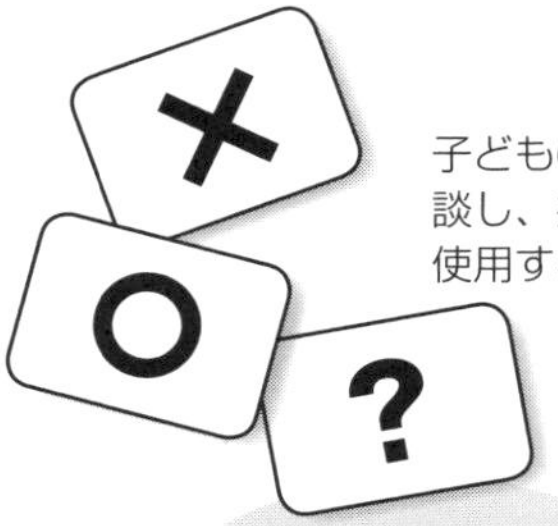

子どもの通園先と相談し、共通のものを使用するとよい

絵カード

視覚情報は子どものわかりやすさを高めます。それぞれのカードの意味を子どもが理解できるようになれば、子ども自身がカードを指し示し、自分の要求を伝えられるようになることも期待できます。

身ぶり・手ぶり

言葉をかけるだけでなく、身ぶりや手ぶりを加えることで、子どものわかりやすさが高まることが期待できます。

ジェスチャーや絵カードとともに、言葉がけもします。「聞いてわかる言葉」を増やすことが、子どもの発語を促すことにつながります。

お手本を示そう

どんなときにどうふるまえばよいか、大人がお手本を示し、子どもに練習を積ませます。

通園先の先生と相談して、貸してほしいときのサイン、やめてほしいときのサインなどを決めておくのもおすすめです。

「クレーン現象」がみられる子どもには

自閉症スペクトラムの傾向がある子どもは、なにかとってほしいとき、大人の腕をつかんでクレーンのように使おうとすることがよくあります（クレーン現象）。

要求が明らかな場合でも、言葉に出して応えるようにして、子どもの「したいこと」と「言葉」の結びつきを促していきましょう。

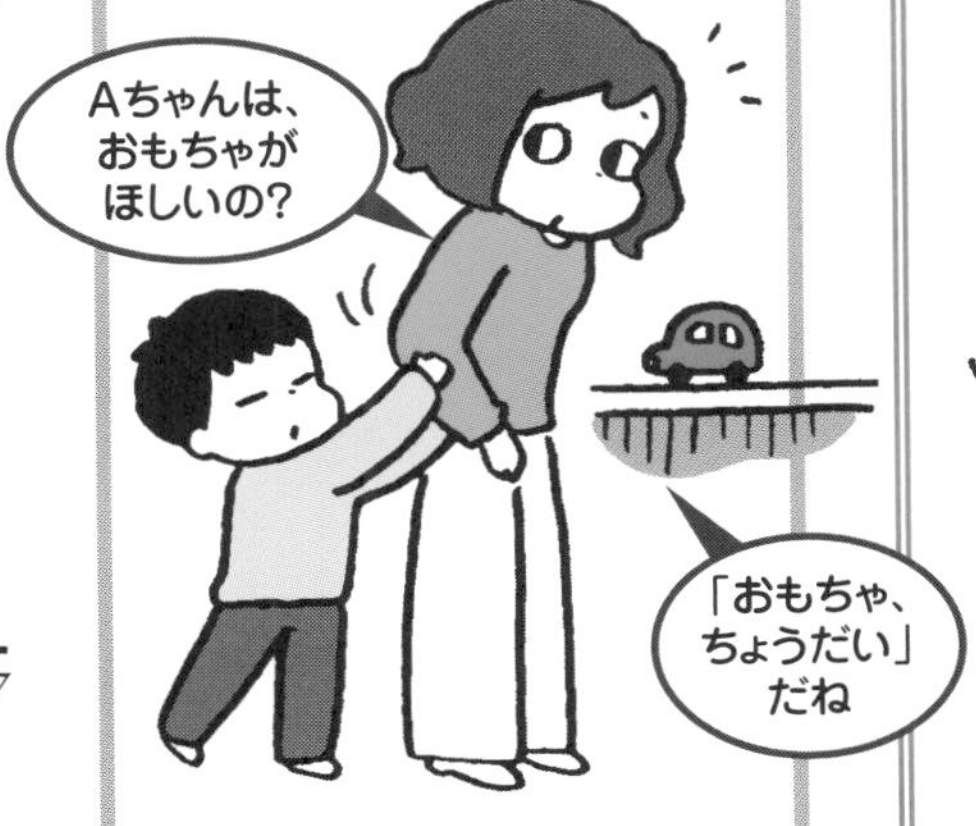
Aちゃんは、
おもちゃが
ほしいの?
「おもちゃ、
ちょうだい」
だね

要求の伝え方

保育の場などでは、自分が遊びたいおもちゃをほかの子どもが使っているときに、「かして」という言葉が出ずにトラブルになる例が、しばしばみられます。

だれかが使っているものを使いたいとき、どうすればよいか、親が見本を示して子どもにまねをさせましょう。

「ちょうだい」と言いながら、かしてほしいものに向けて手を差し伸べるポーズをいっしょにやってみる

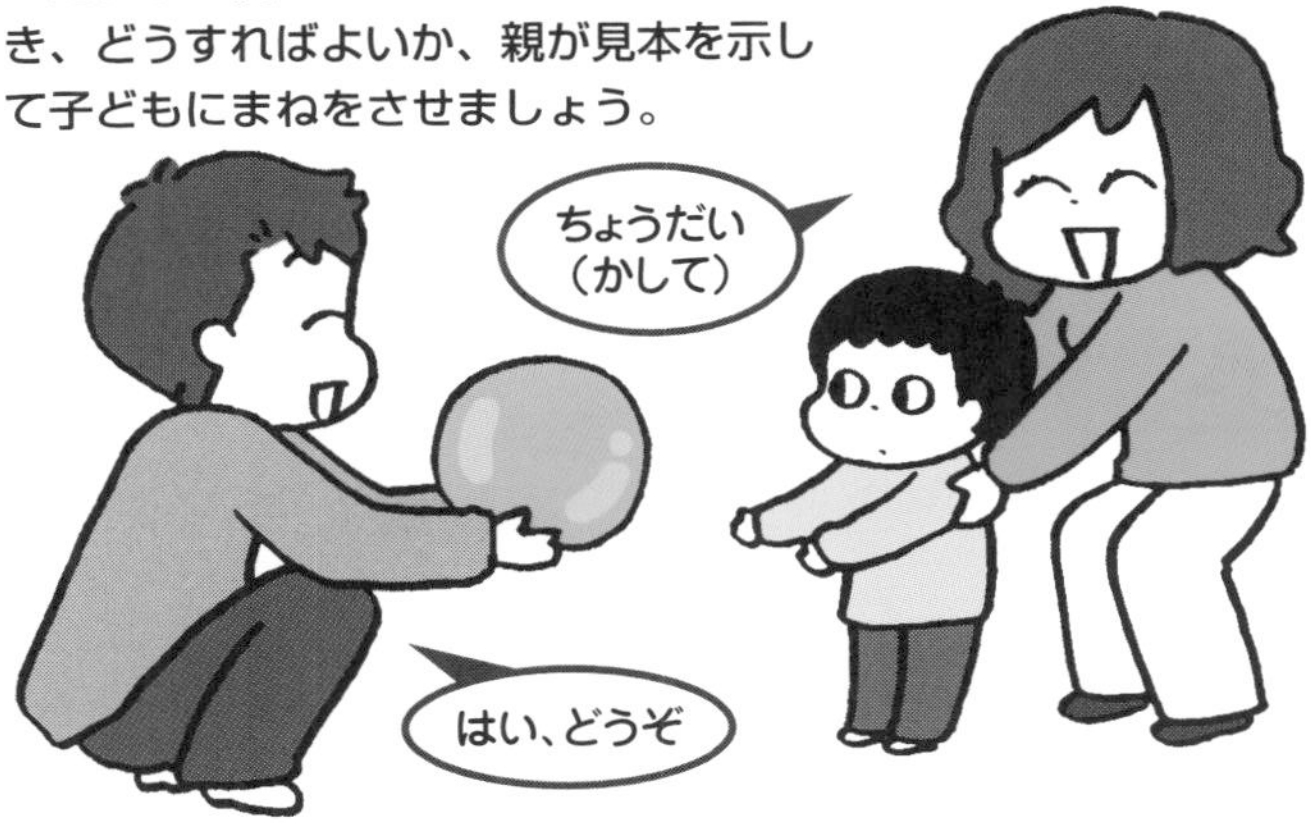
ちょうだい
（かして）
はい、どうぞ

拒否の伝え方

いやなことをされたら適切な方法で「やめて」と伝えられるようにするのも、人とうまくかかわっていくためには大切なことです。

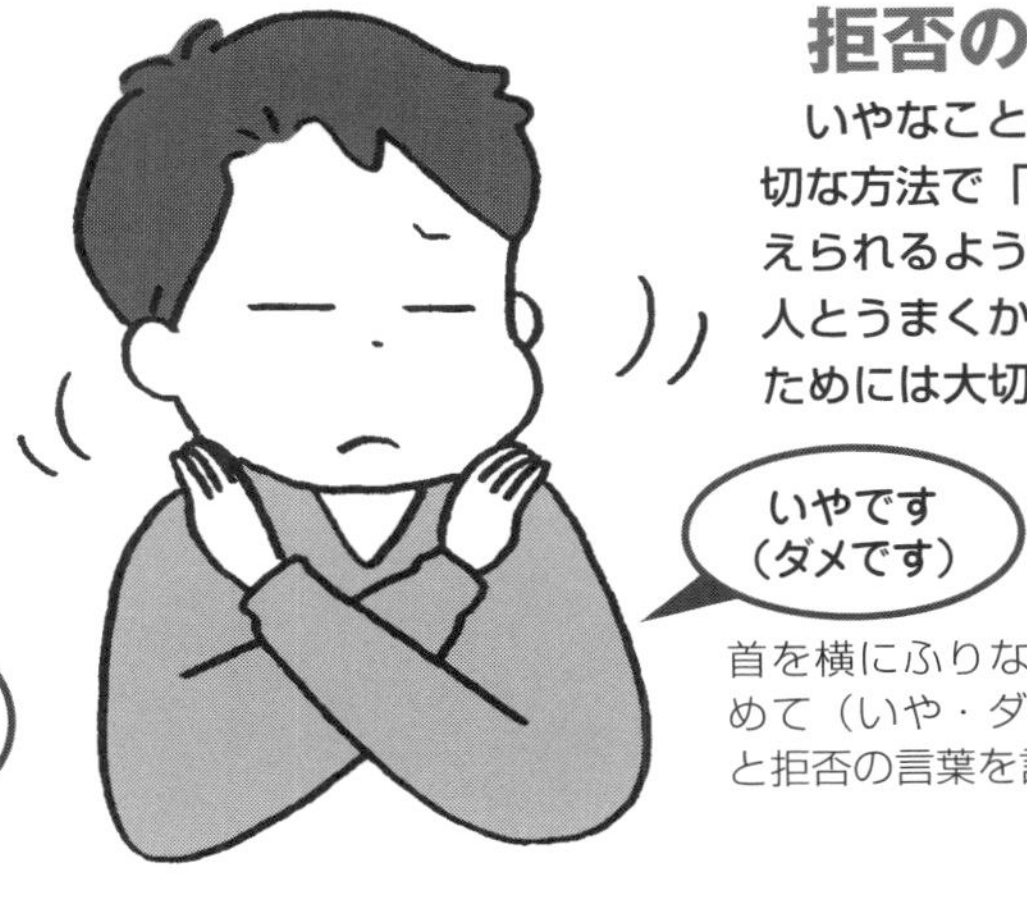
いやです
（ダメです）

首を横にふりながら、「やめて（いや・ダメ）」などと拒否の言葉を言う

食事のこと

偏食の修正は「米一粒大以下の量」から開始

感覚の過敏さやこだわりの強さは、たとえば「白いごはんしか食べない」などという激しい偏食につながることも。栄養の偏りを心配するのは当然ですが、無理強いは禁物です。

食べられるものを増やす

偏食が激しくても、なにかしら食べられているなら、命にかかわるような事態は起こりません。焦らずに働きかけを続けましょう。

食べない原因を探る

なにがいやなのか、子どもの様子をよく観察して、こだわりの原因を探します。感覚が敏感すぎる子どもは、特定の食べものの味やにおい・舌ざわりに耐えがたい不快感を覚えている可能性があります。

味つけ?
塩辛いものは「痛い」のかも

舌ざわり?
とろみなどが「気持ち悪い」のかも

見た目?
「色や形が苦手」なのかも

温度?
「ちょうどよい温度」があるのかも

食器?
金属のスプーンが「くちびるに触れる感覚がいや」なのかも

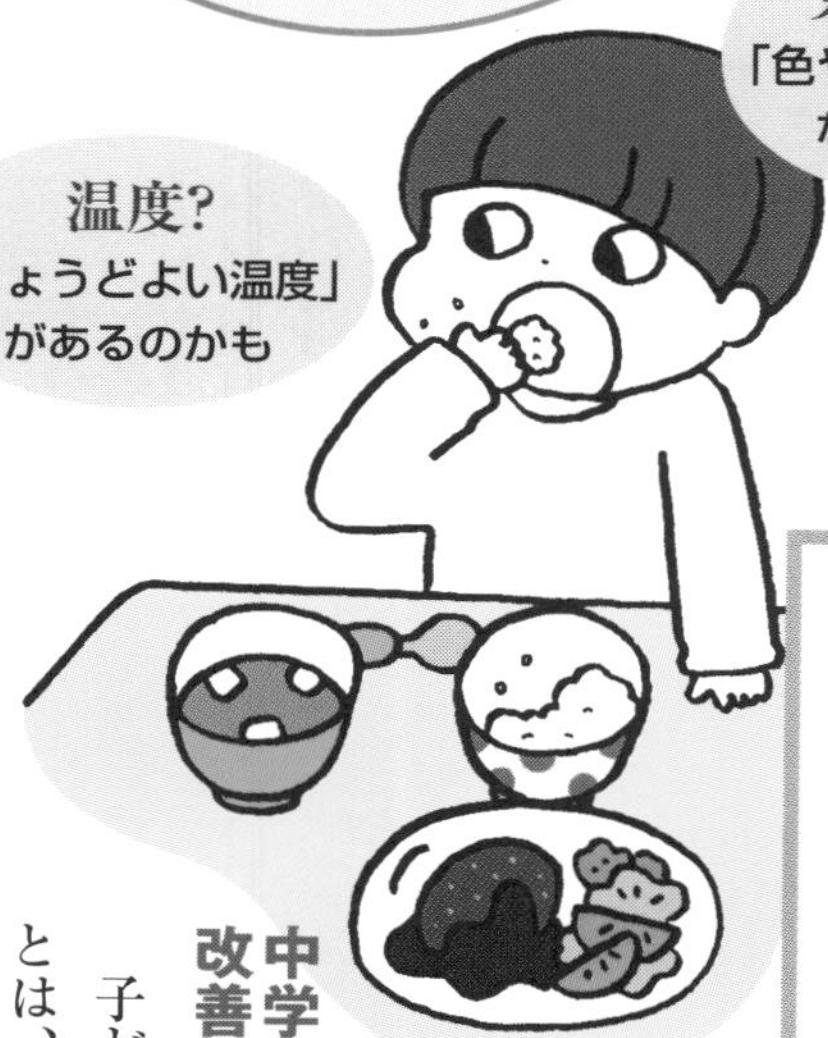

使いやすい食器に替えてみよう

金属の食器をいやがっている場合は、木製の食器に替えてみると、食事の手が進むようになるかもしれません。

食器選びは「食べ方」にも関係します。手先の不器用さから、スプーンなどをうまく握れなかったり、器からすくいとれなかったりするために、手づかみになってしまうこともあります。

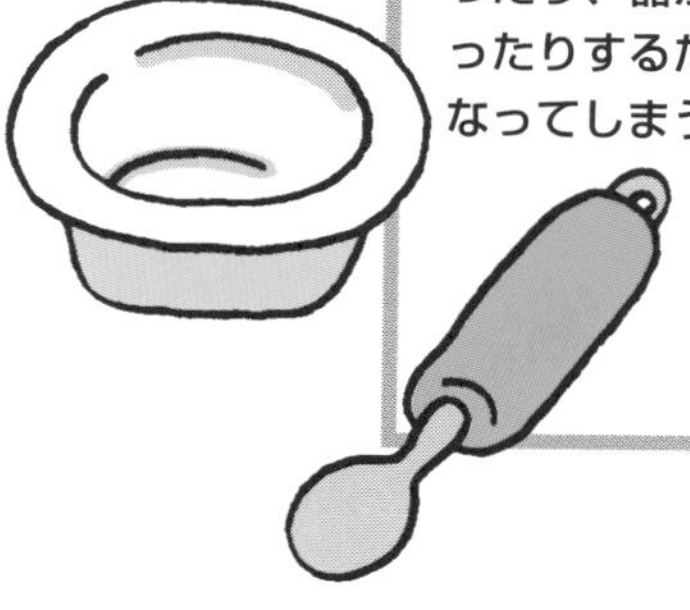

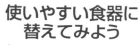

器は深めのもの、スプーンなどの握りは太いもののほうが使いやすい

中学生になる頃までには改善することが多い

子どもの食生活を整えていくことは、家庭で重点的に取り組みたい課題の一つです。しかし、知的

障害や発達障害がある場合、思うようにいかないことも多いもの。なかでも親を悩ませるのが、好き嫌いの激しさ、つまり偏食です。無理に食べさせようとすると、偏食はますます強くなりがちです。

食べられるものを増やしていくための働きかけは、時間をかけて進めましょう。苦手なものに少しずつ挑戦し、食べる機会を増やしていけば、多くの場合、中学生になる頃までには食べられるものの幅が広がっていきます。

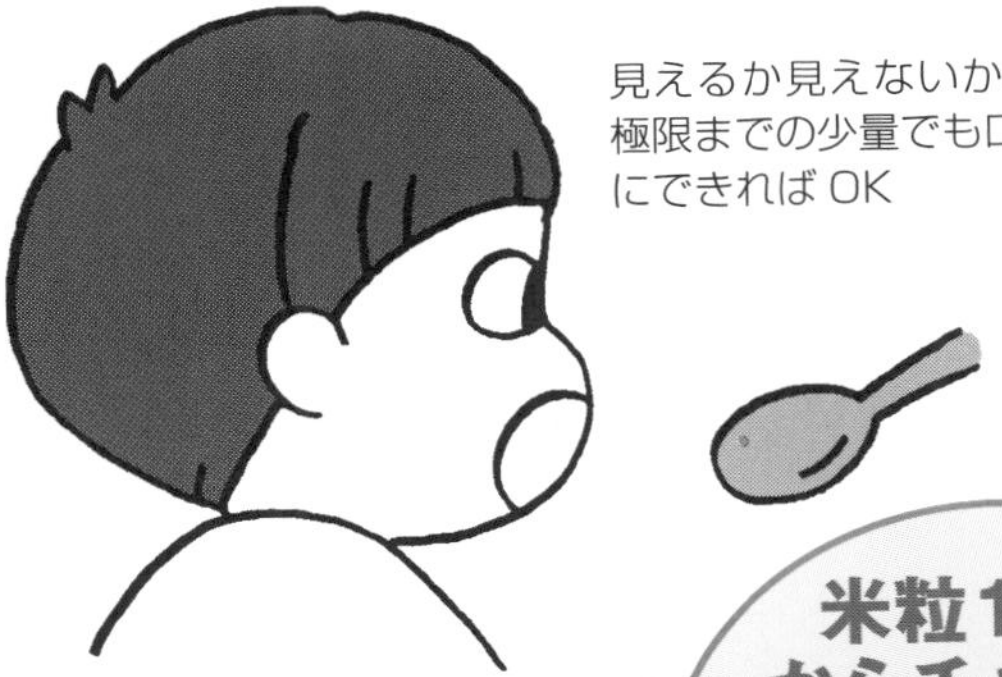

見えるか見えないか、極限までの少量でも口にできればOK

ひと工夫して食卓に出す

「どうせ食べないから」とあきらめず、食べられない原因に応じた工夫をして、食卓に出してみましょう。細かく刻む、味つけを変える、調理法を変えるなどといった工夫で、食べられるようになることがあります。

米粒1/4大からチャレンジ

子どもが少しでも興味を示したら、ごくわずかな量からチャレンジさせましょう。

口にできたらほめる

まずは口に含めただけでもよしとします。飲み込めたら、大成功。次はもう少しだけ量を増やす、をくり返します。

がんばったね！

すごい！食べられたね！

✕「無理に食べさせる」のも「こっそりまぜる」のも絶対ダメ！

こだわりが強い場合、無理強いされたつらい記憶が何十年も残り続けることがあります。

食べられるものにこっそりまぜて食べさせ、あとから「食べられたね！」などと告げるのも厳禁です。子どもは、「これにも入っているかも」と疑ってかかり、これまで食べられていたものさえ食べなくなってしまうおそれがあります。

「食べすぎ」を防ぐには

知的障害のある子どもには、肥満になりやすい傾向がみられます。あぶらっこいもの、甘いものは大好きだけど、野菜はまったく食べないなどといった偏食が、肥満に拍車をかけていることもあります。

肥満の解消・予防には「食べすぎ」の解消が不可欠です。減量につながるほど運動させるのは容易ではありません。

●食べる量、時間を決めて、守る
●なんでも食べられるなら、野菜など、太りにくい食材を使った料理を増やす
●食べること以外の楽しみを増やす

排泄のこと

「おむつはずし」もほめほめ大作戦でチャレンジ

トイレで排泄できるようにするために、うまくいかない理由に応じた工夫と、「できたらほめる」を根気よく続けましょう。

つまずきやすいポイントはいくつもある

トイレで排泄することには、さまざまな要素が含まれています。まずは子どもの様子をよくみてなにが苦手なのかをみつけ出し、それに対応していきます。

尿意・便意を感じる

！ 感覚が鈍いと、排泄したい感覚も、おむつやパンツの中に排泄した不快さも感じにくい。「定時排泄」を続ける

↓

トイレに行く

！ トイレの明るさ、におい、トイレに置いてある芳香剤の香り、便座の感触など、トイレという空間そのものの中に苦手な原因があれば、子どもがいやがらないように変える

↓

排泄する

パンツを下ろす
↓
便座に座る
↓
紙でふく
↓
流す
↓
パンツを上げる

！ **手順が覚えられない**

手順をイラストなどで示し、トイレの壁に貼っておく。慣れないうちは、「○○ちゃんは、パンツを下ろします」などという声かけも必要

！ **動作が苦手**

手先の不器用さが失敗につながることも。上げ下ろしが楽なゴムタイプのズボンをはかせる、トイレットペーパーは親があらかじめ1回分ずつ巻きとって置いておくなどの工夫を

原因に対応したうえで「できたらほめる」を続ける

知的な遅れがある場合、おむつがとれるまでに時間がかかることが多いものです。発達の特性がトイレでの排泄を妨げていることもあります。おしっこはトイレでできても、「うんちだけは絶対におむつ」という子どもも少なくありません。

補助便座の形状などは、なるべくそろえる

園の便器が腰かけ式のものなら、家で使う補助便座も腰かけ式のものに、またがるものや、おまるなら、家でも同じタイプのものにするとよいでしょう。

園でも家でも対応をそろえよう

保育園に通い、そこでもトイレトレーニングをしているなら、園での取り組み方と同じ方法で、家庭でも働きかけを続けましょう。

決まった時間にトイレに行かせる（定時排泄）

子どもが尿意・便意を訴えなくても、一定の間隔でトイレに連れていきます。

もぞもぞしだしたら、声をかける

排泄時間が近づいて、子どもがもぞもぞしだしたら、それが尿意であることを示したうえで、トイレに連れていきます。

できたらほめる！

促してトイレに行けたらほめる、便座に座れたらほめる、トイレで排泄できたらまたほめる、子どもからサインを出せたら、それもほめる――トイレで排泄する過程を小さく区切り、区切りごとに「できたらほめる」をくり返します。

失敗しても叱らない

叱ってもできるようにはなりません。むしろ苦手意識が根づいてしまいます。

シールなども活用しよう

トイレの中に「ごほうびシール」と台紙を用意しておくのもよいでしょう。トイレに来られたら１個、排泄できたら２個などと決めておくと、モチベーションが上がります。

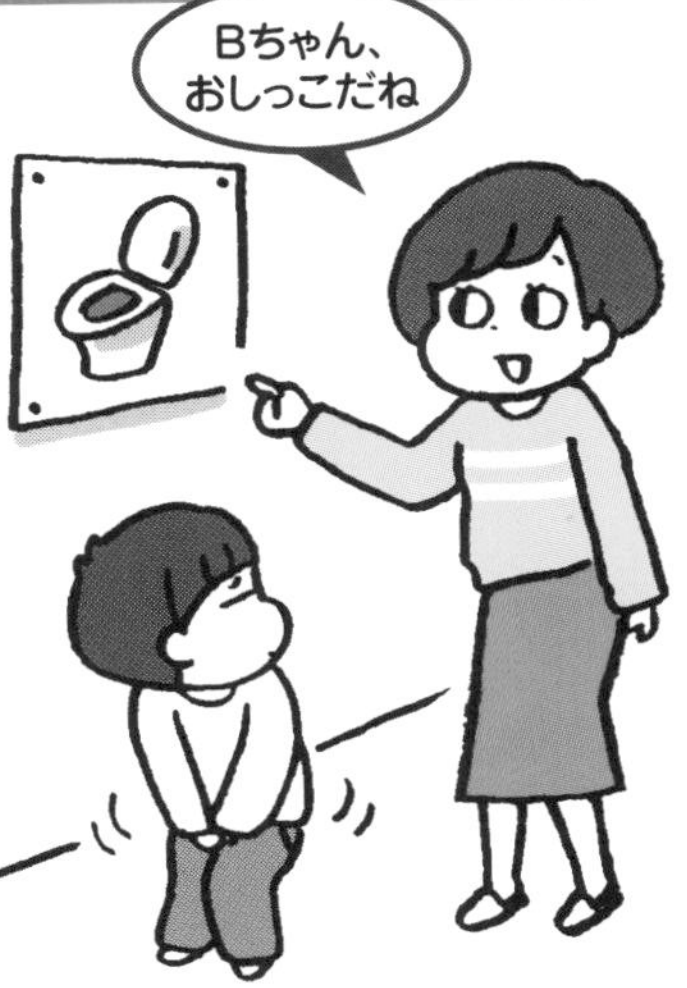

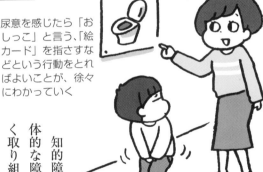

尿意を感じたら「おしっこ」と言う、「絵カード」を指さすなどという行動をとればよいことが、徐々にわかっていく

トイレで排泄できるようにするには、つまずきの原因に見当をつけ、それに対応したうえで、「できたらほめる」を根気よく続けることが大切です。

知的障害の程度が重くても、身体的な障害がないかぎり、根気よく取り組むことで大半の子どもは小学校に上がる頃までにはトイレで排泄できるようになります。

「うんちだけは絶対おむつ」なら……

まずはおむつをつけた状態で、トイレの中で立ったままふんばらせる。排泄できたら、うんちを便器の中に落として流す様子を見せる。次はおむつのまま便座に座ってふんばらせてみる、といったように、少しずつトイレでの排泄に近づけていきます。

適切な手がかりを示して「できること」を増やす

着替え、手洗い、歯みがき、入浴など、身のまわりのことについては、わかりやすい指示に加え、理解しやすい手がかりを示すことで、子どもの「できる」は増えていきます。

靴や服へのひと工夫で身支度しやすくなる

靴の左右、服の前後を間違える、ボタンがとめられない、などといったことはよくあります。家庭でできるひと工夫で対応していきましょう。

「靴にマーク」ではき違いを減らせる

靴の左右を間違いやすい場合には、両足をそろえると完成するように、靴の左右にイラストなどを描いておきましょう。

表面に示す

靴のインソール（中敷）に貼って使う、左右に分かれた「靴用シール」は市販のものがたくさんありますが、足を入れてしまうと絵が完成したかどうか見えません。表面に描いておくほうが、子どもが自分で間違わずにはけたかどうか確認しやすくなります。

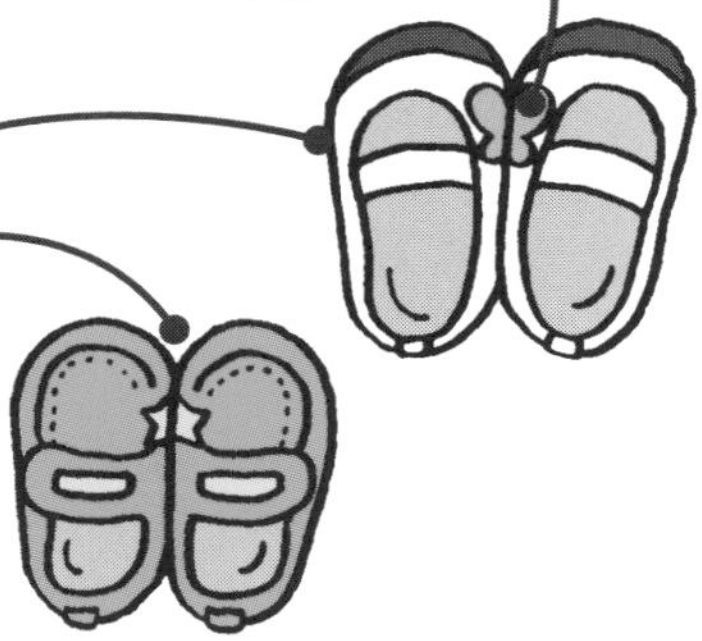

違う靴には違うマークを

上履きと外履きなど、違う靴には違うマークを描き入れます。マークが同じだと、片方は上履き、もう片方は外履きでもマーク自体は完成するため、間違いに気づきにくい子どももいます。

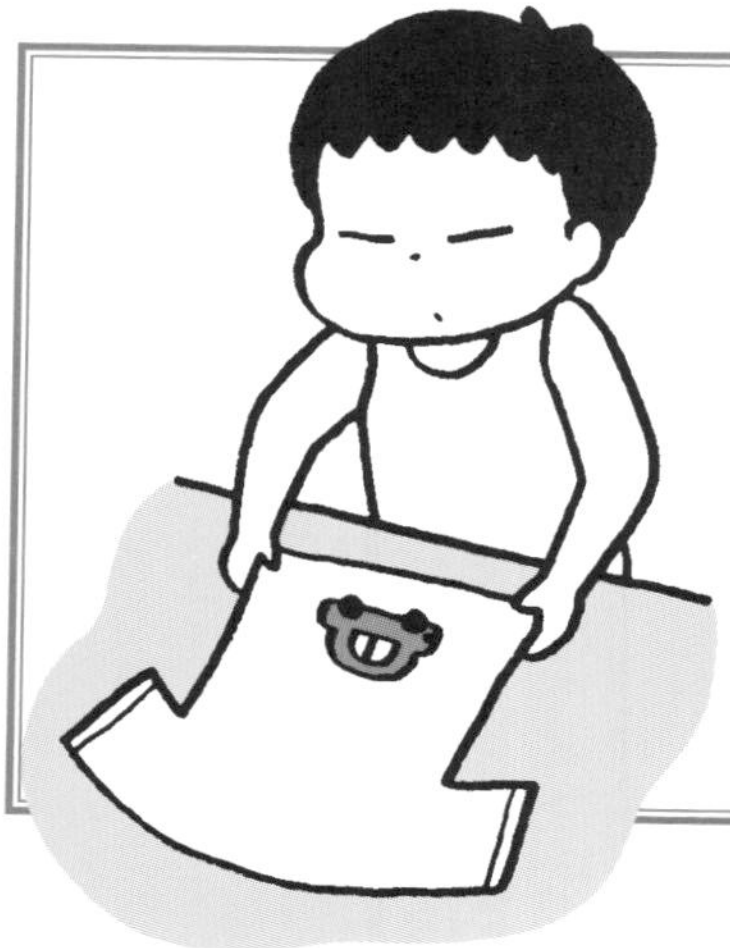

「服の背にマーク」で前後を逆に着ることが減る

Ｔシャツなど、かぶりものの服は、背中側を上にした状態で置き、手と頭を入れるようにすると前後が逆になることなく着られます。「背中側がどこか」がひと目でわかるように、すべての服に共通のマークをつけておくと、子どものわかりやすさはぐんとアップします。

子どもの助けになる手がかりを用意する

身のまわりのことをするための動作そのものは、親が手本を示せばできても、一人でやらせようとするとうまくできなかったり、動作の途中でなにをすればよいかわからなくなってしまうことがあります。しかし、適切な手がかりがあればできる、ということも多いのです。保育者などに相談のうえ、子どもの助けになる適切な手がかりを用意していきましょう。

ボタンのある服は、面ファスナーをつける

手先の不器用さが目立つ場合には、保育の場で使用する上着やパジャマなどは、あわせの部分に面ファスナー（マジックテープ®）をつけておきましょう。

ボタンのとめ外しは、療育の場や家庭で練習していきます。大きめのボタンのついた服を用意し、親がボタンホールの途中まで入れたボタンを子どもに引っ張らせるなど、少しずつできることを増やしていきます。

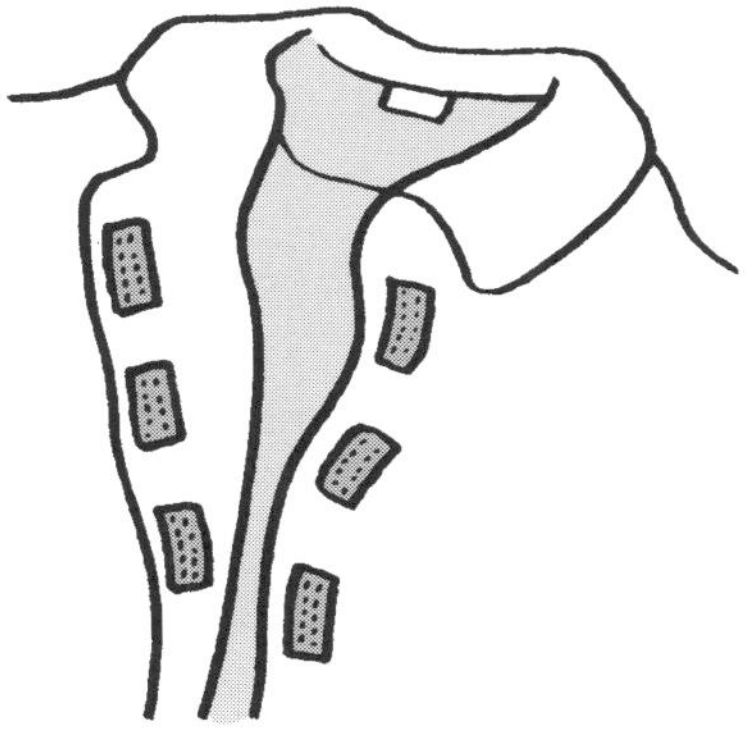

手順も「見てわかる」示し方をする

着替え、手洗い、歯みがき、入浴などについては、それぞれ一つひとつの手順をわかりやすく指示したり、イラストなどで示しておくと、動作が途中で止まりにくくなります。

▼たとえば歯みがきなら……

具体的な絵や実物を見せながら説明する

言葉の指示が伝わりにくい場合は、実物やイラストを見せながら、なにをするかを伝えます。

〇〇ちゃん、歯みがきをします

歯ブラシをもつ

↓

歯みがき粉をつける

↓

歯をみがく

↓

コップの水で口をゆすぐ

始まりだけでなく、途中でも声をかける

途中で手が止まっていたら、次になにをするか、声をかけます。

コップに水を入れます

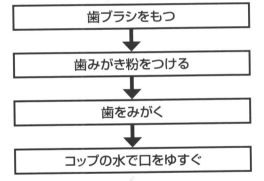

遊びのこと

子どもが「楽しい」と感じられる体験を増やす

子どもは遊びながら成長していくなどといわれます。では、いつも同じ遊びしかしない、新しいおもちゃや絵本を与えても興味を示さない子どもには、どう対応すればよいのでしょう?

遊びの幅を広げるヒント

発達障害の特性や発達の遅れがある子どもは、「いつも同じ遊びしかしない」「なにを与えても興味がない」など、遊びの幅が広がりにくいことが少なくありません。子どもの興味、理解力に合った誘いかけで、体験の幅を広げていきましょう。

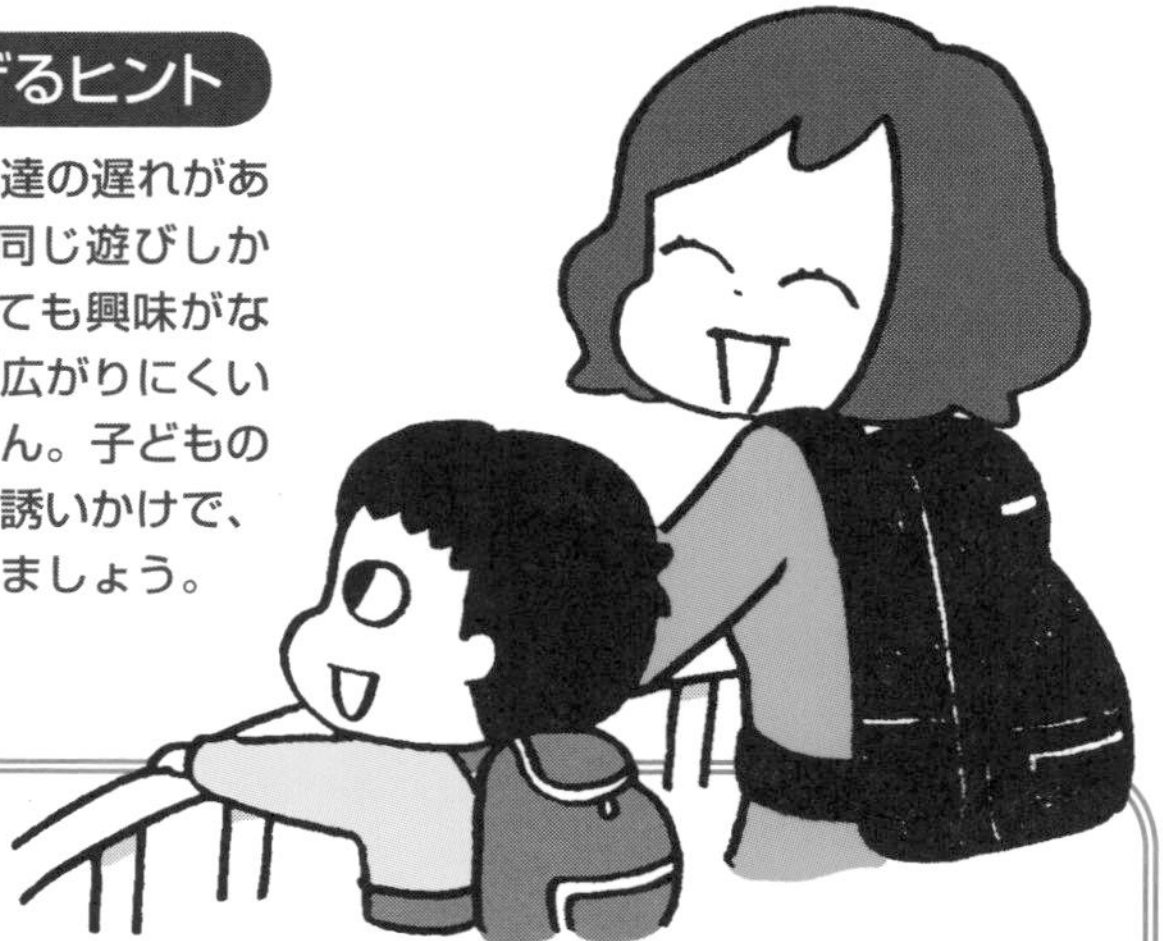

関心を示すものを足がかりに体験を増やす

子どもが少しでも関心を示すものがあれば、それを足がかりにします。子どもが気に入っている絵本があれば、その絵本に描かれているもののなかで、とくに関心を示すものがなにかをよく観察し、それに関連した内容の絵本をすすめてみてください。

テレビに映っている花畑の様子に反応を示している

↓

花の図鑑を見せてみる

↓

実際の花を探しに行く

電車のおもちゃが好き

↓

電車の図鑑や絵本を見せる

↓

実物をみられるところに連れ出す

楽しくなければ遊びじゃない!

子どもの遊び方は、発達に応じて変わっていきます。一方で、遊びを通して発達が促されるという面もあります。

とはいえ、ただおもちゃや絵本を与えるだけでは、発達がゆっく

楽しい感覚を得られる遊びを増やす

おもちゃや絵本に関心を示さない子どもでも、目や耳、皮膚で感じとれる遊び（感覚遊び）は好きということはよくあります。感覚遊びは、定型発達の子どもであれば１～２歳で楽しむ遊びです。発達がゆっくりな子どもはその段階が長く続いているわけです。

水遊びばかりでなかなかやめないなどというときには、高い高いや、くすぐりっこなど、体を使った遊びに誘ってみましょう。楽しい感覚を得られる遊びを増やしていくことで、特定の遊びだけに執着しにくくなります。

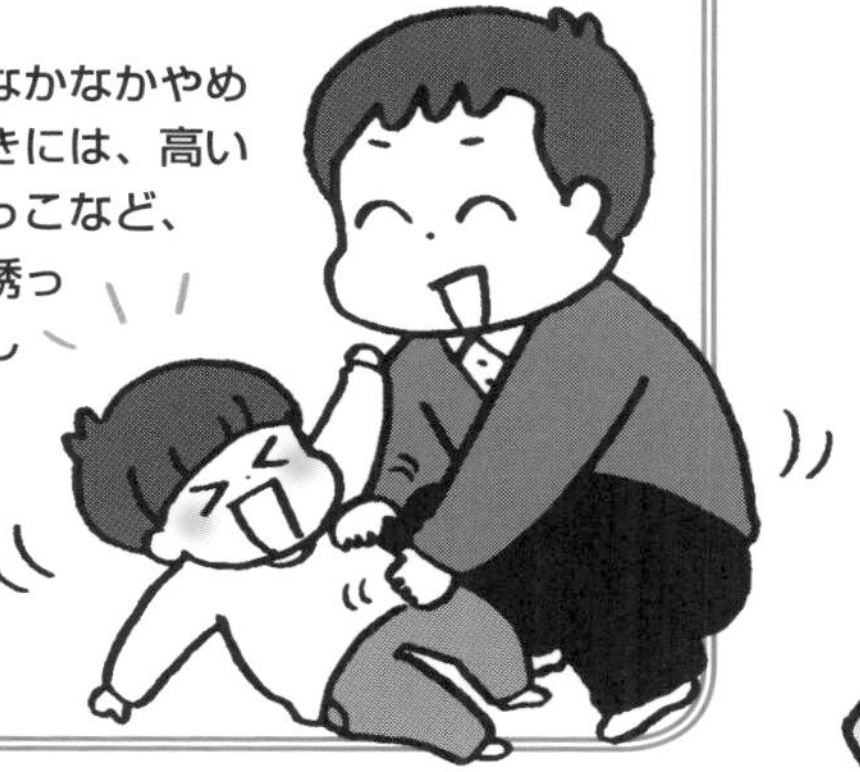

子どもの理解力に合った絵本を選ぶ

言葉がわからないために、ストーリーを楽しむことができない、想像力が育っていないために、絵本にどんな楽しさがあるのかわからない場合があります。

このような場合には、まずなによりも子どもが「絵本を読むって楽しい！」と思えるようにすることが大切です。「○歳向け」という表示にとらわれず、子どもが関心をもてる内容のものを選びましょう。

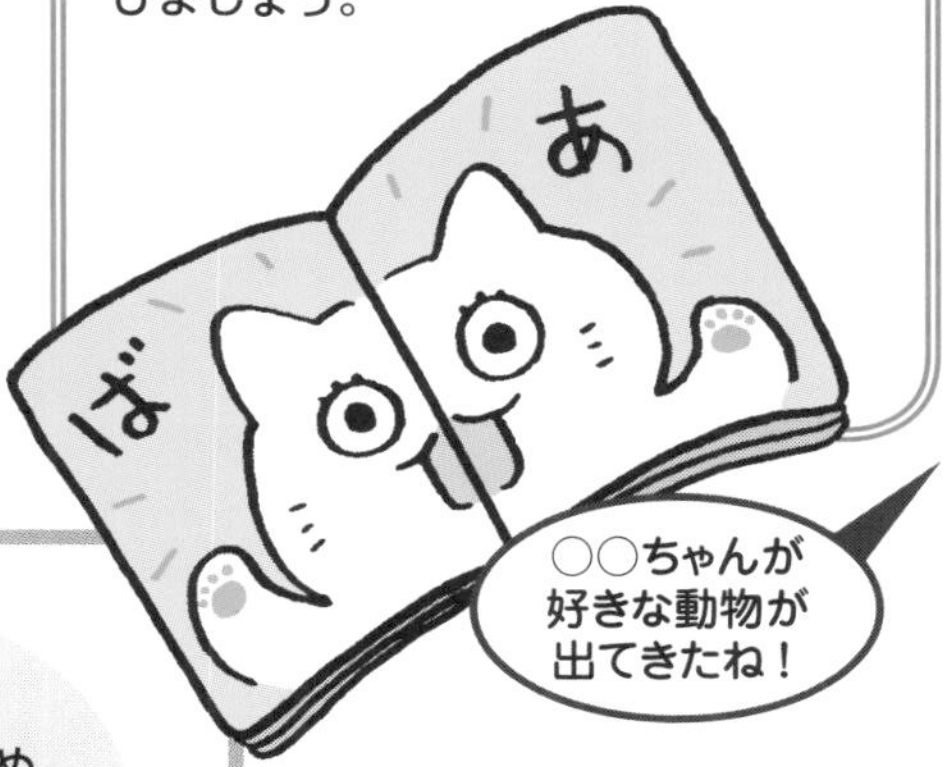

りな子どもは楽しめないことも多いものです。楽しいと感じられなければ、遊びにはなりません。子どもが、今なにを楽しいと感じているかをふまえたうえで、新しい体験を増やしていけるように促していきましょう。

手先の不器用さが影響しているのかも

指先を思うように動かせないことが、遊びの幅を狭めていることもあります。小さなサイズのおもちゃが扱いにくいようなら、大きめで、つかみやすい素材のおもちゃを選んでください。遊びながら指だけを動かす練習もしていくとよいでしょう。

指人形

子どもの指にはめ、最初は大人が手首を支えて、指先だけ動かすように促す

粘土

こねたり、引っ張ったりと指先を使う。感覚遊びの段階の子どもでも楽しめる

引っ張りっこ

筒や太いひも状のものなどを親子で引っ張り合って遊ぶ

親子でいっしょに体を動かす時間をつくろう

筋肉の発達も体の動かし方を身につけていくことも、まわりの子どもとくらべてゆっくりな子どもは、えてして運動が苦手です。親子で体を動かす遊びをしていきましょう。

家では無理にさせるより楽しむことが大切

知的障害や発達障害がある子どもは、「ボールがうまく投げられない」「走るときに右手と右足が同時に動く」「タイミングよくジャンプできない」などといったことがよくあります。

体の動かし方がわかるようになるまでには時間がかかりますが、少しずつでも練習をしていくと、できることは増えていきます。

ただし、無理にやらせようとすれば子どもはますます運動をいやがるようになるおそれがあります。練習は療育の場などでも取り組めます。家庭では、「体を動かして遊ぶのは楽しい」と感じられる経験を増やすことを心がけましょう。

「いっしょにする」を心がけて

体を動かしたがらない子どもに対しては、親子でいっしょに体を動かす遊び、「楽しい」と感じられる経験を増やしていきましょう。

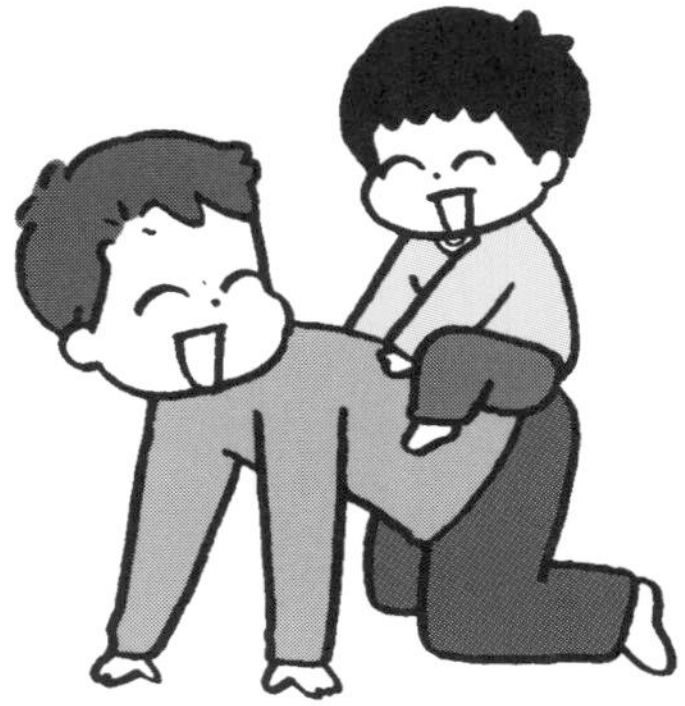

お馬さんごっこ

親子でお馬さんごっこをしたり、じゃれながらごろごろ回ったりして遊ぶのも、子どもが体全体の動かし方を身につけるのによい方法です。

布ぶらんこ

子どもをシーツや毛布などの上にのせ、布の両端を大人がもってゆらゆら動かします。

子どもは寝転がった姿勢のままですが、揺れに合わせて体をねじったり、ひねったりと知らず知らずのうちに全身運動ができる遊びです。

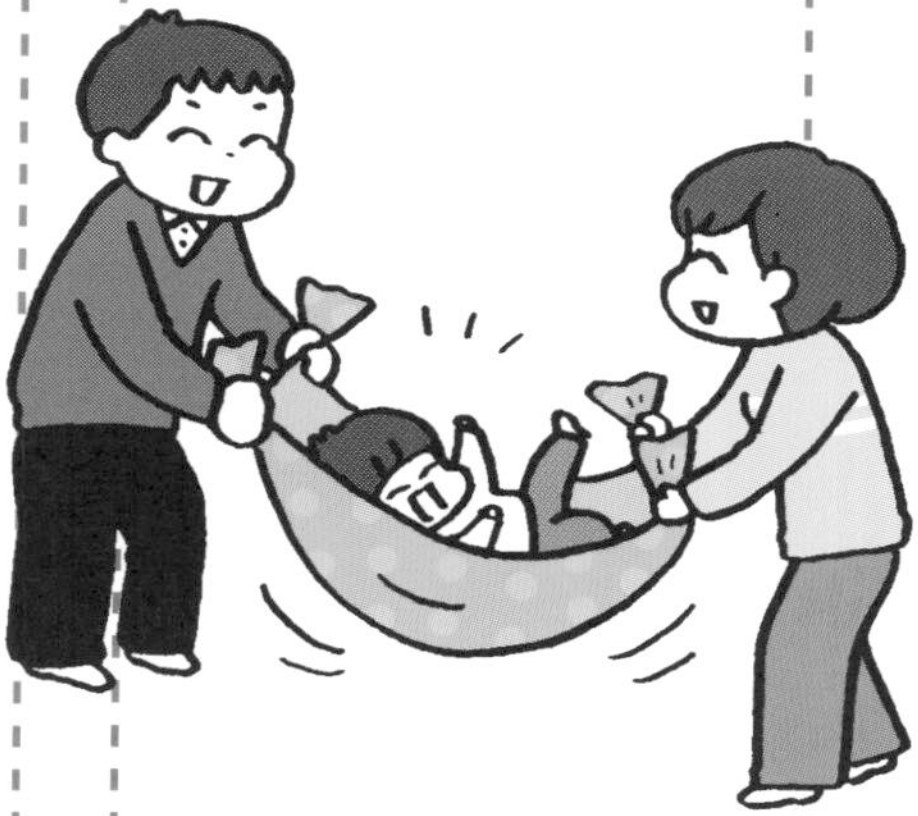

「苦手なもの」を克服するヒント

運動には、複数の動作を同時におこなう「ながら行動」がつきものです。この「ながら行動」が苦手だと、ボール投げ（動いているものを目で追いながらキャッチする）や縄跳び（縄を回しながらジャンプする）はうまくできません。

これを克服するには、動作を一つずつの要素に分けて練習し、できるようになった動作を組み合わせていくとよいでしょう。

ボール投げ	①大きくて、やわらかい、色のはっきりとしたボールを用意する
	②子どもがさわれるように、ボールをころがす
	③慣れてきたら、ボールの動きを速くする、ボールに「さわる」から「取る」に目標を変えるなど、ステップアップ
	④さらに慣れてきたら、「ころがす」から「投げる」に挑戦してみる
縄跳び	①床に縄を置いて、止まっている縄を飛び越えさせる
	②床に置いてある縄を親が揺らし、そこを子どもが飛び越える
	③縄を子どもにもたせ、縄の回し方を練習
	④回した縄を飛び越える練習

動画を見ながらいっしょに体操

言葉で言われても、どこをどう動かせばよいかわからなかったり、動きがぎこちなくなったりしがちです。テレビの体操番組などの動画に合わせて、親子でいっしょに体を動かし、体のどこを動かしているか、なんという動作をしているのか、言葉をかけていきます。

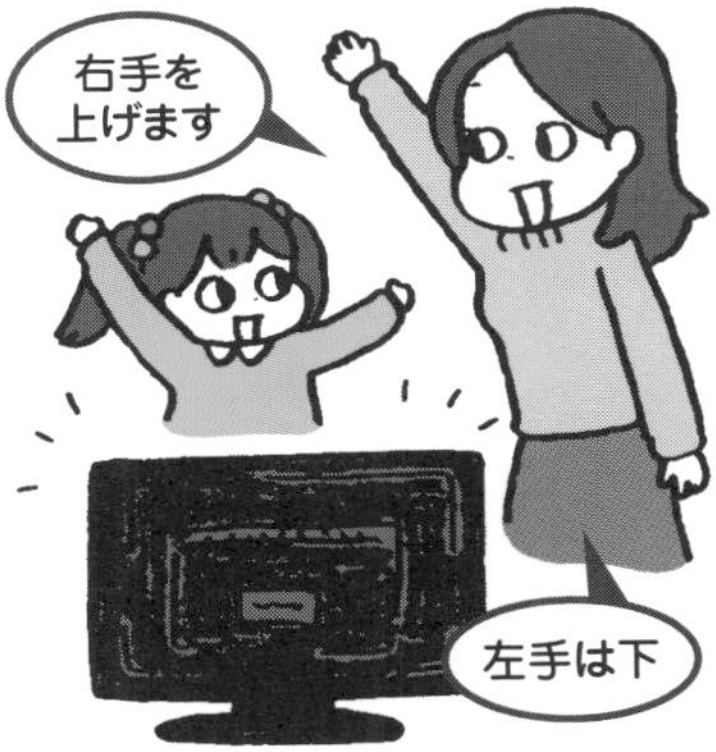

遊具を使った遊びのいろいろ

安全な遊具を用意して、遊べるようにしておくのもよいでしょう。ただし、一人で好きなようにやらせようとしてもうまくできないことが多いもの。けがを防ぐ意味でも、大人の見守りは必要です。

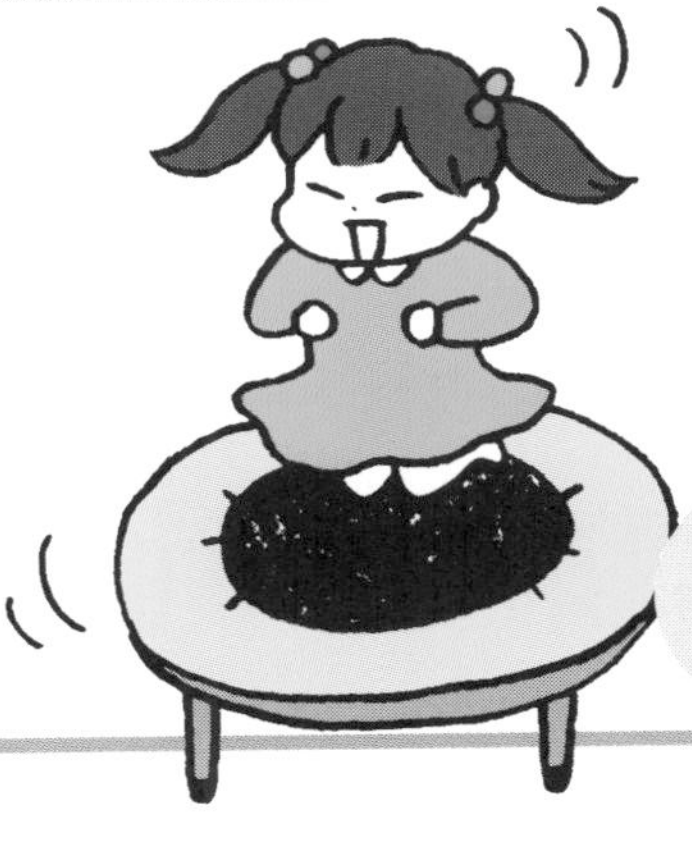

バランスボール

ボールにしがみつく、座る、寝そべるなどといった動作のくり返しで、体のバランスをとる力がついてくる

子ども用トランポリン

体のバランスをとるために必要な筋肉を強くするのに役立つといわれる

COLUMN

いすへのひと工夫で「よい姿勢」を保ちやすくする

「きちんと座って！」ではよい姿勢を保ちにくい

発達の遅れがあり、運動が苦手な子どもの多くは、「よい姿勢」を保つことが苦手です。筋力が弱かったり体力が十分に備わっていないため、いすに座っているときも背筋を伸ばしたよい姿勢を保てません。

いすに座って食事をしたり、なにかの作業をしたりするとき、姿勢が悪いと腕や手を動かしにくく、手元がよく見えません。手先の不器用さは、よい姿勢を保ちにくいことも関係しているのです。「きちんと座って！」と呼びかけるだけでなく、よい姿勢を保ちやすくする具体的な策を講じましょう。そのためにはいすへのひと工夫が効果的です。

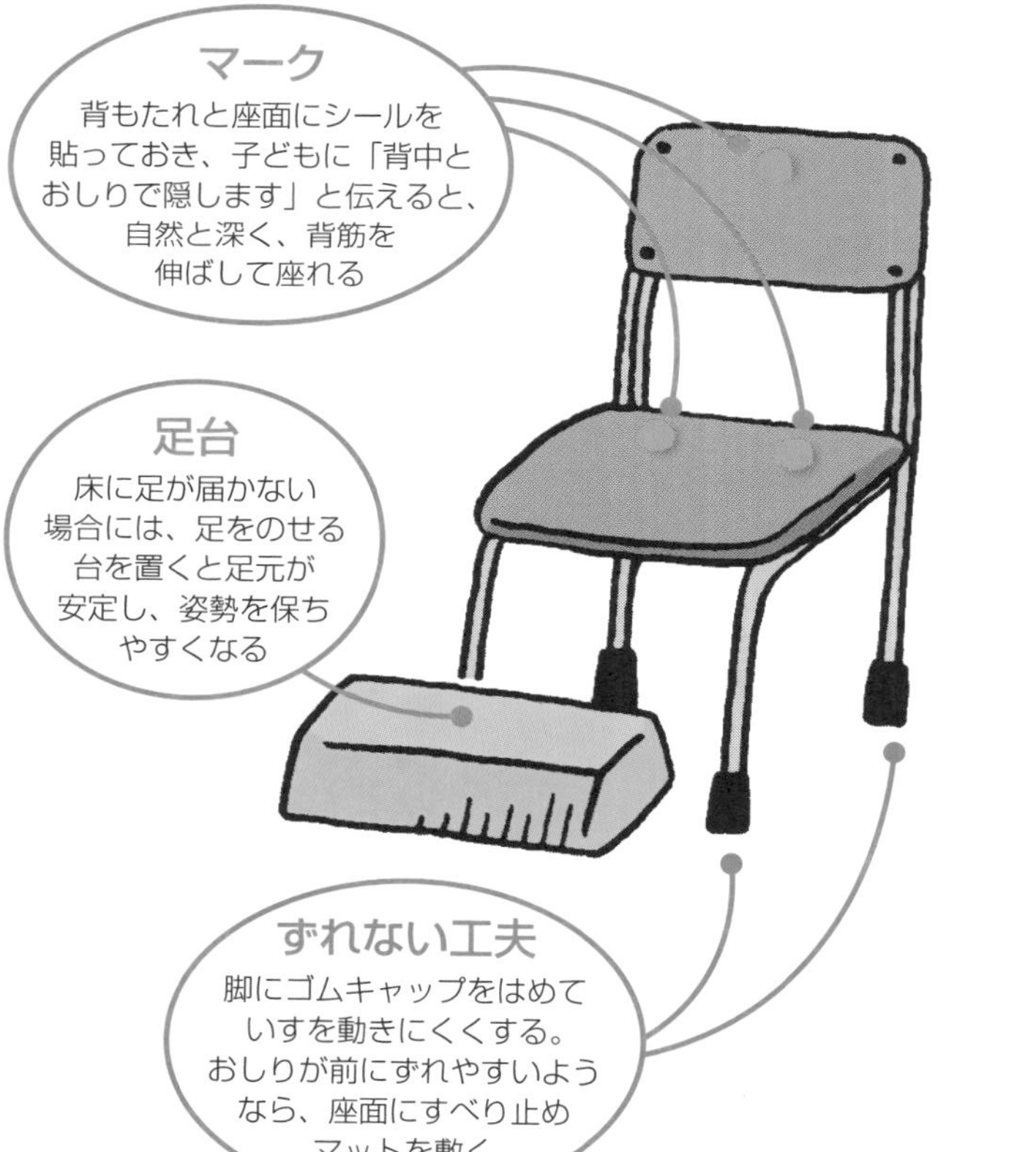

マーク
背もたれと座面にシールを貼っておき、子どもに「背中とおしりで隠します」と伝えると、自然と深く、背筋を伸ばして座れる
足台
床に足が届かない場合には、足をのせる台を置くと足元が安定し、姿勢を保ちやすくなる
ずれない工夫
脚にゴムキャップをはめていすを動きにくくする。おしりが前にずれやすいようなら、座面にすべり止めマットを敷く

第5章

「困った!」に対処するヒント

障害があるとわかっていても、
何度もくり返される子どもの困った行動に
思い悩むこともあるでしょう。
困った行動には、なにかしら原因や理由があるものです。
それがわかれば、対応のしかたがみえてきます。

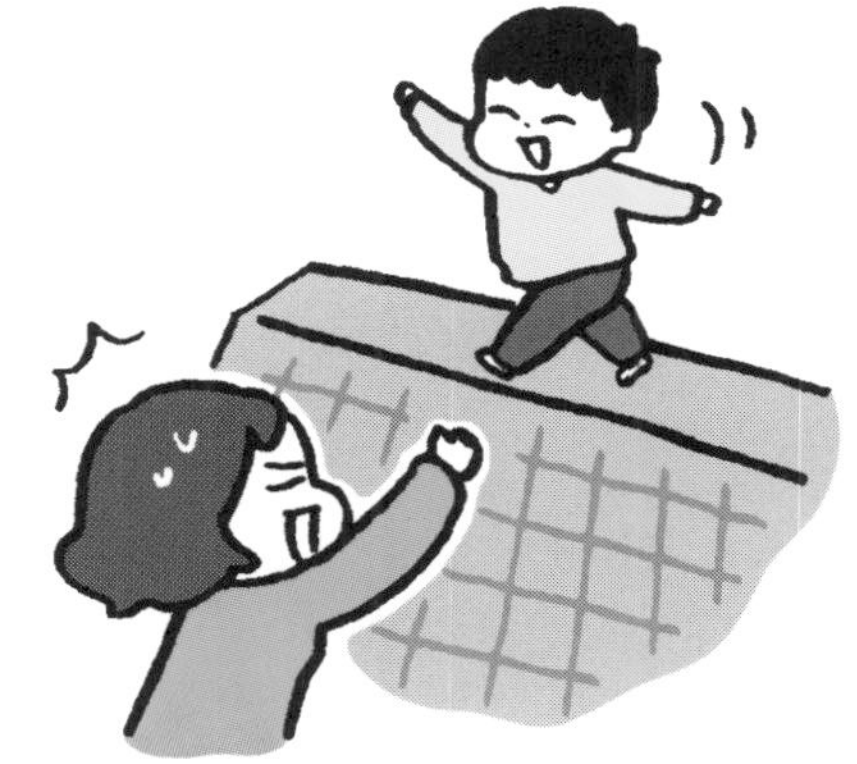

基本の考え方

困った行動には必ず意味・理由がある

子どもの障害をふまえてかかわっているつもりでも、どうもうまくいかない、困った行動にふりまわされているということもあるでしょう。原因はなにか。まずはそれを考えていくことが大切です。

「困った」が増える理由

大人が「困った」と感じているとき、子ども自身、どうすればよいかわからずに困っています。

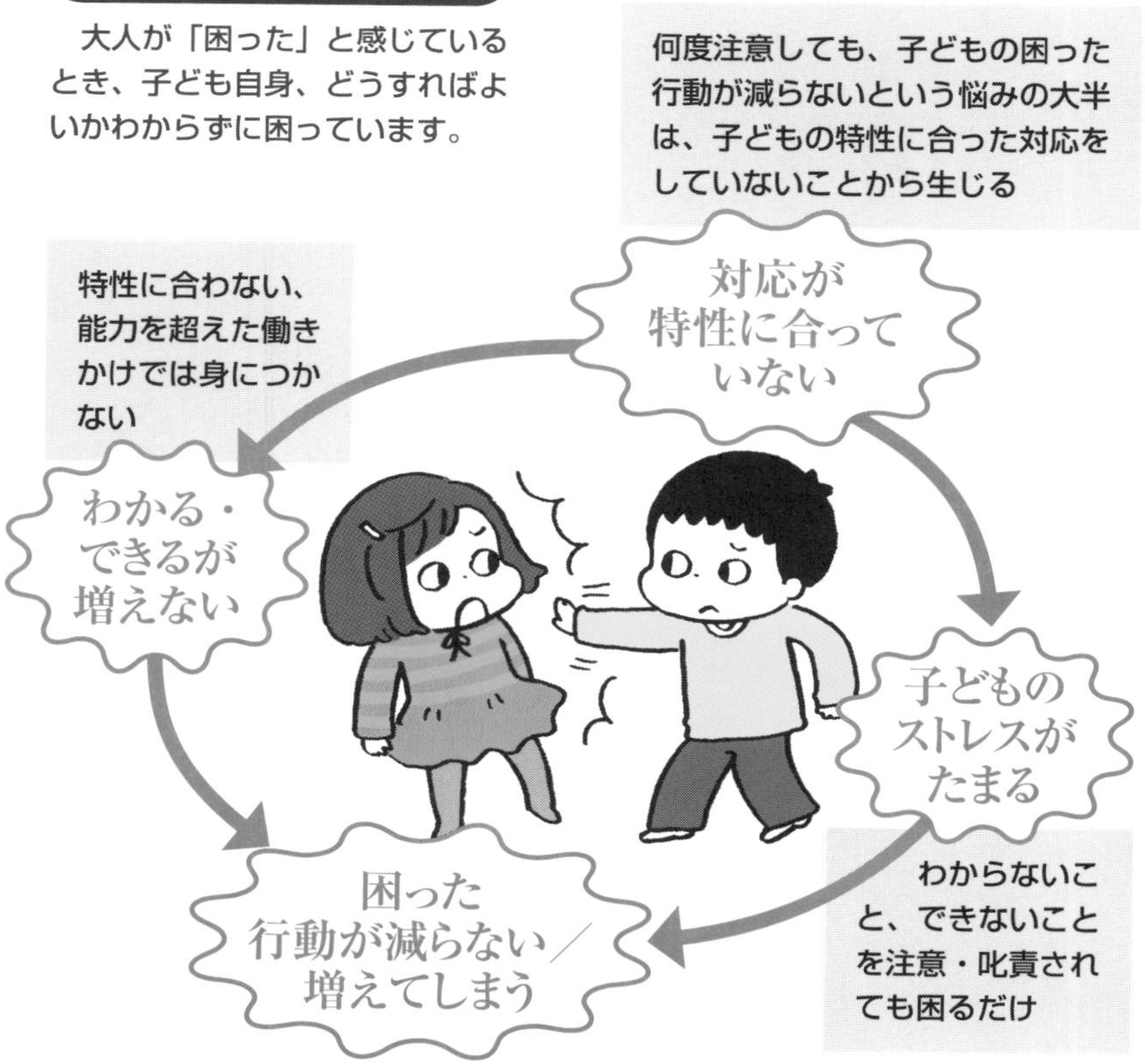

何度注意しても、子どもの困った行動が減らないという悩みの大半は、子どもの特性に合った対応をしていないことから生じる
対応が特性に合っていない
子どものストレスがたまる
わからないこと、できないことを注意・叱責されても困るだけ
困った行動が減らない／増えてしまう
わかる・できるが増えない
特性に合わない、能力を超えた働きかけでは身につかない

「困ったらこうする」という作戦を立てよう

困った行動が続く子どもに対し、焦りと不安を覚えることもあるでしょう。しかし、「問題行動」ととらえられるようなことを子どもがするのには必ず理由があります。子どもの特性をふまえたうえで子どもの様子をよく観察していると、一見、意味不明な行動にも、意味・理由があることがみえてきます。理由がわかれば、対策も立てやすくなります。

知的障害や発達障害は「治す」対象ではありません。しかし、それぞれの子にみられる特性ゆえに「困ったこと」が起きたとき、どう対処していくかを子ども自身が学んでいくことで、社会に適応する力がついていきます。
「困ったときにはこうする」というストラテジー（作戦）を、親をはじめとする大人がいっしょに考えることが、障害のある子どもの支援の本質なのです。

作戦を立てて実行する

子どもの特性、たとえばこだわりの強さなどは消えません。しかし、がまんする力を伸ばしていくことはできます。ただし、「がまんしろ」というだけでは、力は伸ばせません。どうすればがまんする力が身につきやすくなるか——その「作戦」を立て、子どもに示すことが大切です。

子どもの様子をよく観察・記録する

子どもの困った行動がみられたとき、どんな状況だったか、子どもの様子はどうであったか、できるだけ詳しく記録しておきます。

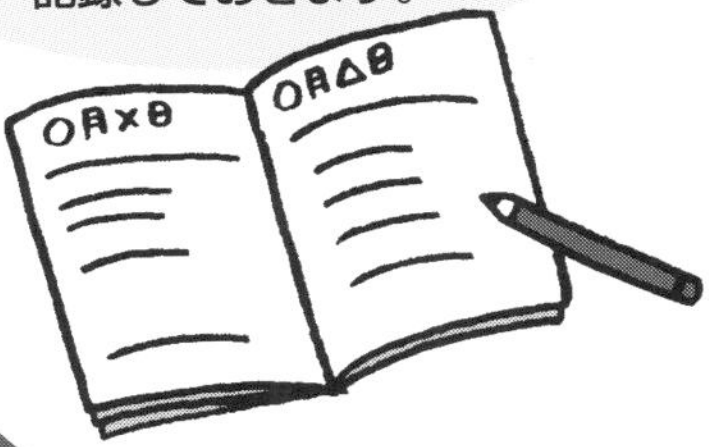

困ったときの状況から原因にあたりをつける

状況について、よくよく観察していくと、「これが苦手なのか」「これがいやだったのか」ということがわかってきます。

対応する

大人が変えられることは変えます。子どもに「こうしてみよう」と提案します。

困った行動が減る

子どもが「困ったときには、こうすればいいんだ！」とわかれば、困った行動をしなくてもすみます。親が楽になるだけでなく、子どもの自信につながります。

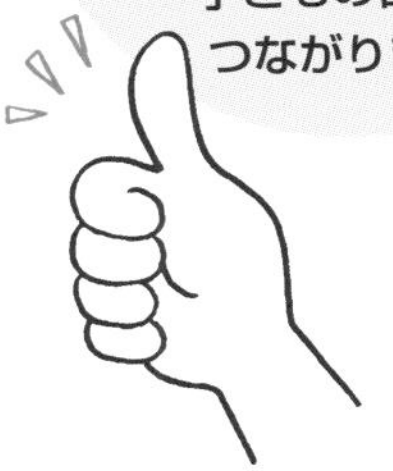

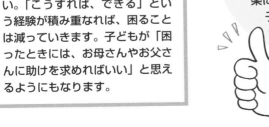

うまくいかない

子育てに「トライ＆エラー」はつきものです。観察を続け、よりよい方法を探していきます。

応用はききにくい。根気よく！

一つの問題が解決したと思ったら、また別に新たな問題が生じるというのはよくあることです。知的な遅れがある場合、「このときはこうする」という方法は身についても、状況が変わったときに応用がききにくいからです。

そのつど、「こうしてみよう」といっしょに考えてあげてください。「こうすれば、できる」という経験が積み重なれば、困ることは減っていきます。子どもが「困ったときには、お母さんやお父さんに助けを求めればいい」と思えるようにもなります。

泣き叫んで暴れるのにも理由がある

泣き叫んだり、暴れたり、身近にあるものを手当たりしだいに投げつけたりといった行動を「パニック」といいます。子どもの特性をふまえた対応がパニックを減らすコツです。

不安・不快であることの現れ

変化が苦手だったり、感覚が過敏であったりする子どもが起こすパニックは、耐えがたい不安や不快感に対して、どうすればよいかわからなくなっている状態と、とらえられます。

音やにおいなどが不快でたまらない

感覚が過敏な子どもは、ある特定の音やにおいなどを、たまらなく不快に感じることがあります（→ P33、55）。

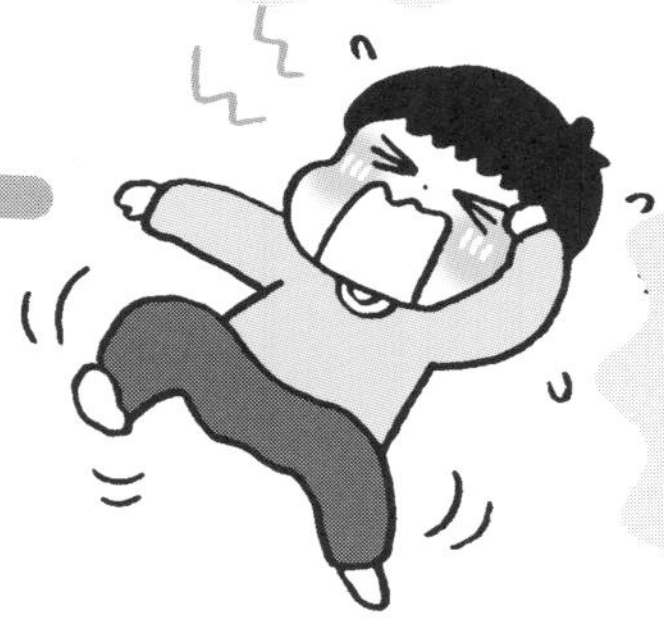

「いつもと違う」から不安でたまらない

「いつも同じ状態であること」に安心感を覚える子どもは、「次になにが起こるのかわからない」「予想と違うことが起きる」ことがとても苦手です。保護者のお迎えが遅い、いつもと違う道を通るなど、ささいな状況の変化がパニックの引き金になることがあります。

わかりやすい予告で不安感を減らす

スケジュールを示し、守ることがパニックの予防につながります（→ P58）。スケジュールに変更があれば事前に予告を。心づもりができていれば、子どもの不安は減らせます。

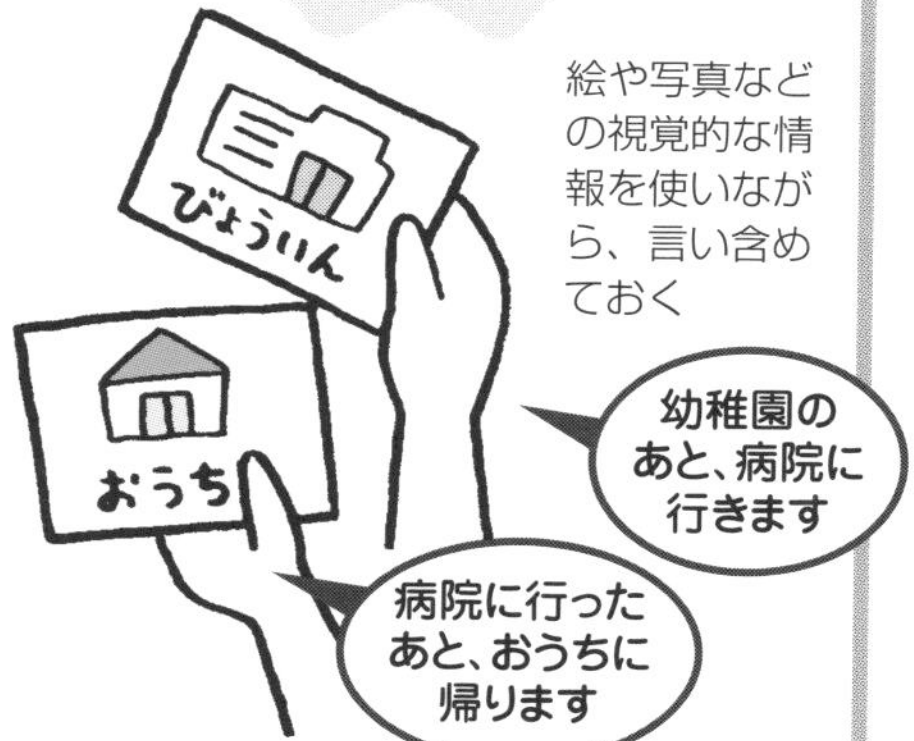
びょういん
おうち
幼稚園のあと、病院に行きます
病院に行ったあと、おうちに帰ります

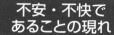

絵や写真などの視覚的な情報を使いながら、言い含めておく

余裕があれば下見に行く

園の行事などで訪問予定の初めての場所は、前もって下見に行っておくとよい

「お守り」も有効

出かける際に、小さなぬいぐるみやストラップ、カードなど、お気に入りのものを「お守り」としてもたせておくと、不安感の減少に役立つことも

不快なことの原因はできるだけ少なくする

多くの人が苦手とする音やにおいは意外に平気で、一般的にはあまり不快に感じられないものが原因となっていることも。まずは子どもがなにをいやがっているのか、よく観察して探り、そのうえで対処していきます。

できるだけ除去する

→ P55

防御する

音が原因なら耳栓などの使用も検討

少しずつ慣れさせる

たとえば赤ちゃんの泣き声が苦手なら、下の子が泣き始めたら、子どもに耳栓をさせる、人手があれば別室に移動させるなどして、数秒間でもがまんできたらほめる。少しずつ近づき、そこでがまんできたらまたほめる。これをくり返す

対策をはかりつつがまんする力も伸ばす

子どもがパニックを起こすのには、必ず原因があります。できるだけ不安感、不快感を高めないようにして、未然に防ぐのがパニック対策の基本です。

一方で、がまんする力を伸ばしていくことも必要です。たとえば予定の変更を告げる際には、「ここでは静かにします」などと約束をして、約束どおりに過ごせたら徹底的にほめるようにします（→P84）。

それでもパニックを起こしてしまったときは、見守るしかありません。「約束したでしょ！」などと叱っても、事態は悪化するばかりです。

パニックを起こしたらおさまるまで待つ

子どもは、コントロールできなくなった自分の気持ちを泣くことによってクールダウンしています。その最中に働きかけても、かえって長引かせてしまいます。落ち着くまで30分近くかかることもあり、忍耐はいりますが、ここはがまんのしどころです。子どもが暴れてけがをしないよう、安全を確保したうえで静かに見守っていましょう。

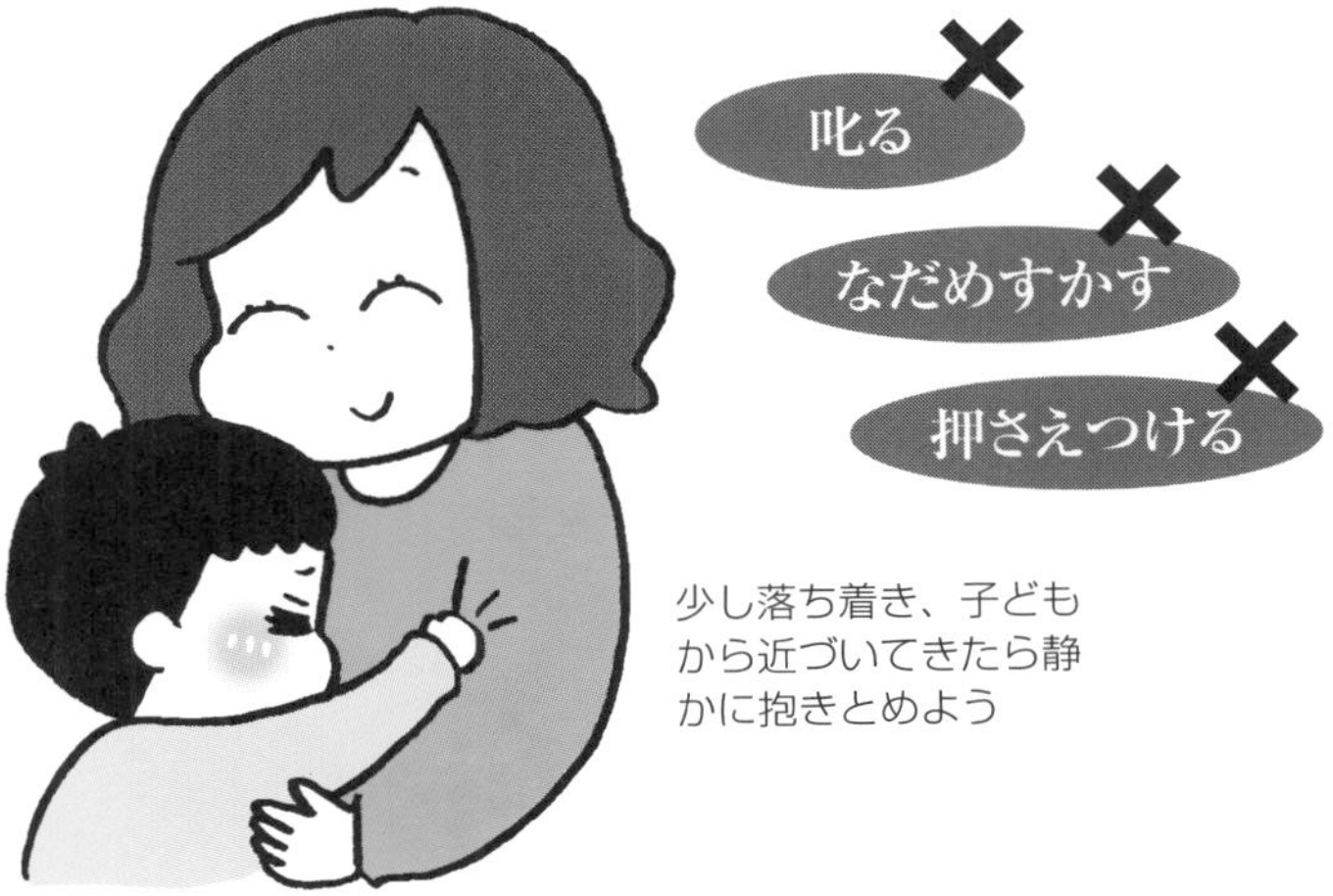

少し落ち着き、子どもから近づいてきたら静かに抱きとめよう

じっとしていられない

事前に約束し、守れている間にほめる

電車やバス、お店や病院の中などでじっとしていられない、走り回ったり騒いだりしてしまう子どもには、事前の約束と、待ちやすくするための工夫が必要です。

対応の基本は3つ

公共の場など、静かにしていてほしいところで待てない、じっとしていられない子どもには、「事前にルールを決めて約束し、守れたら必ずほめる」。これを徹底します。

事前に約束する

まず、「やってはいけないこと／やらなくてはいけないこと」をルールとして明確に示し、決めたルールを守ることを、子どもと約束します。約束は多くても3つまで。絵や写真などを使い、視覚的に説明すれば、さらにわかりやすくなります。

●車からおりたら、ママかパパと手をつなぐ
●お店の中で走らない
●弟をたたかない

直前に確認する

子どもが行動する直前に、約束の再確認をします。

車をおりたら、ママと手をつなぎます

すぐほめる

約束どおりにできたらほめる、つないだ手を離さずに歩けたらほめる、お店に入って数秒、静かにしていられたら、またほめる——ほめ続けることで約束は守りやすくなります。

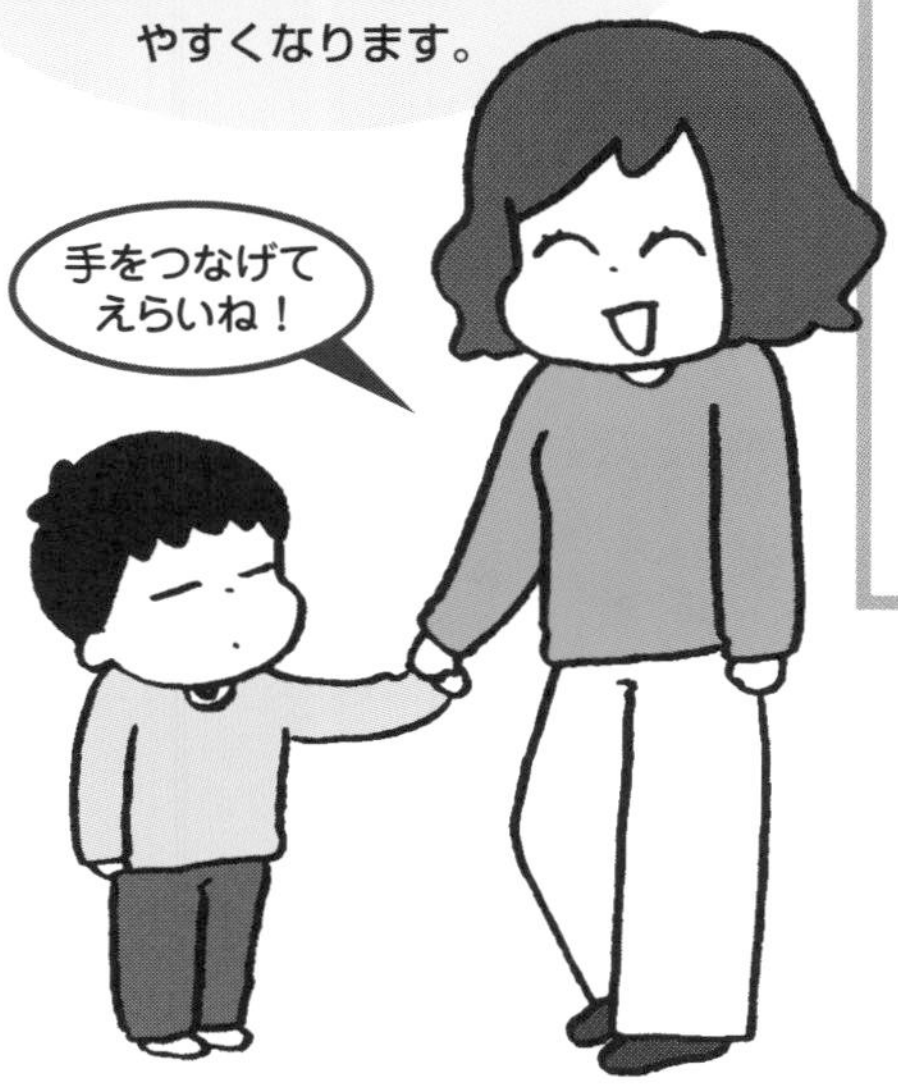

守れなかったときは……

絵カードなどを示しながら声をかけ、約束どおりにできたら、その時点でほめます。

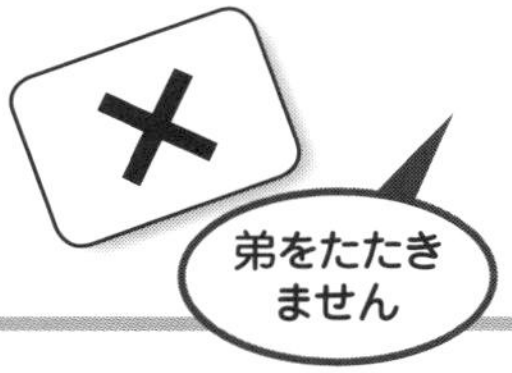

落ち着けない理由に応じた工夫も必要

「じっとしていられない」理由に応じて、「待ちやすくする工夫」も重ねましょう。

衝動性・多動性が強いという特性があるから

ADHD の傾向がある場合、その特性ゆえにじっとしていられないことがあります。衝動的な行動は、その子が見たり、聞いたりすることがきっかけになって起こることが多くあります。
きっかけが発生しにくい環境を整えることも有効です。

子どもの気をそらすものを減らす

子どもの気をそらせるようなものは見えないように隠す、雑音は減らすなど、子どもの注意を引くものがない環境をつくります。

状況を判断する力が弱いから

知的な遅れがある子どもや、衝動性の強い子どもの多くは、状況を判断する力が弱く、「今は○○しなければいけない」と考える前に、動いたり話したりしてしまいます。

見通しをもたせる

いつまで続くかわからないと、ますますがまんしにくくなります。子どもに「終わり」の見通しをもたせるとよいでしょう。

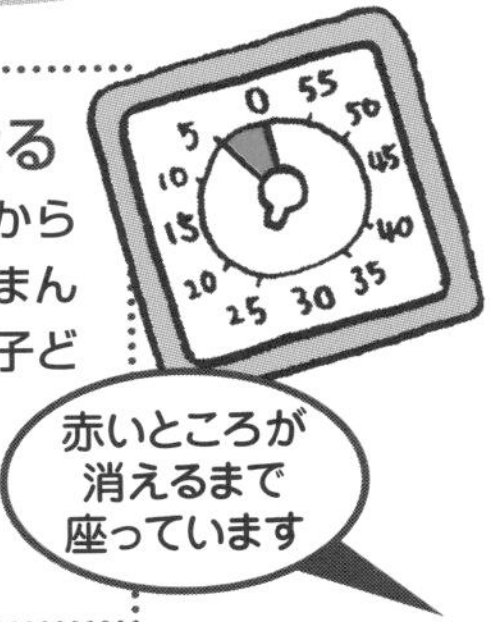

「静かにする」の意味がよくわからないから

「静かにします」と言われたら、文字どおりじっと動かず、座っていなくてはならないと思う子どももいます。そうした緊張感は子どもには負担が大きく、長くは保てません。

してよいことを示す

「静かにしながらできること」を具体的に示し、子どもに選ばせてください。なにかをしながらなら、静かに過ごしやすくなります。

絵本をみる？
お絵かきする？

明確なルールの共有で対応の迷いが減る

落ち着きのない子どもの行動は、むやみに叱りつけても改善されません。叱りすぎれば、二次障害を起こす危険性が増すだけです（→P62）。

だからといって、「叱ってはダメ」というわけではありません。やってはいけないことをしたら、「いけない」と注意することは必要です。

ただ、そのためには守るべきルールを親子で共有しておくことが重要です。ルールが明確なら、ほめる・注意する基準も明確になります。迷いのない対応ができますし、子どもにもわかりやすくなります。

反応が鈍い／なかなか動かない

注意を引きつけたうえでわかりやすい指示を出す

「こうしてほしい」と思っても、思いどおりに子どもが動いてくれないことがあります。子どもの行動を促すにはどうすればよいでしょう？

声かけに反応しない子どもへの対応

「何度も呼びかけているのに無視する」「反応が鈍い」と思うときには、注意の引きつけ方から見直してみましょう。

指示の声が届いていないのかも

情報の取り込み口が狭い子ども(→ P32)は、四方から聞こえる音や声のなかから、自分が必要とするものを選択的に聞き分けることが苦手です。背後から声をかけられても、気づけません。

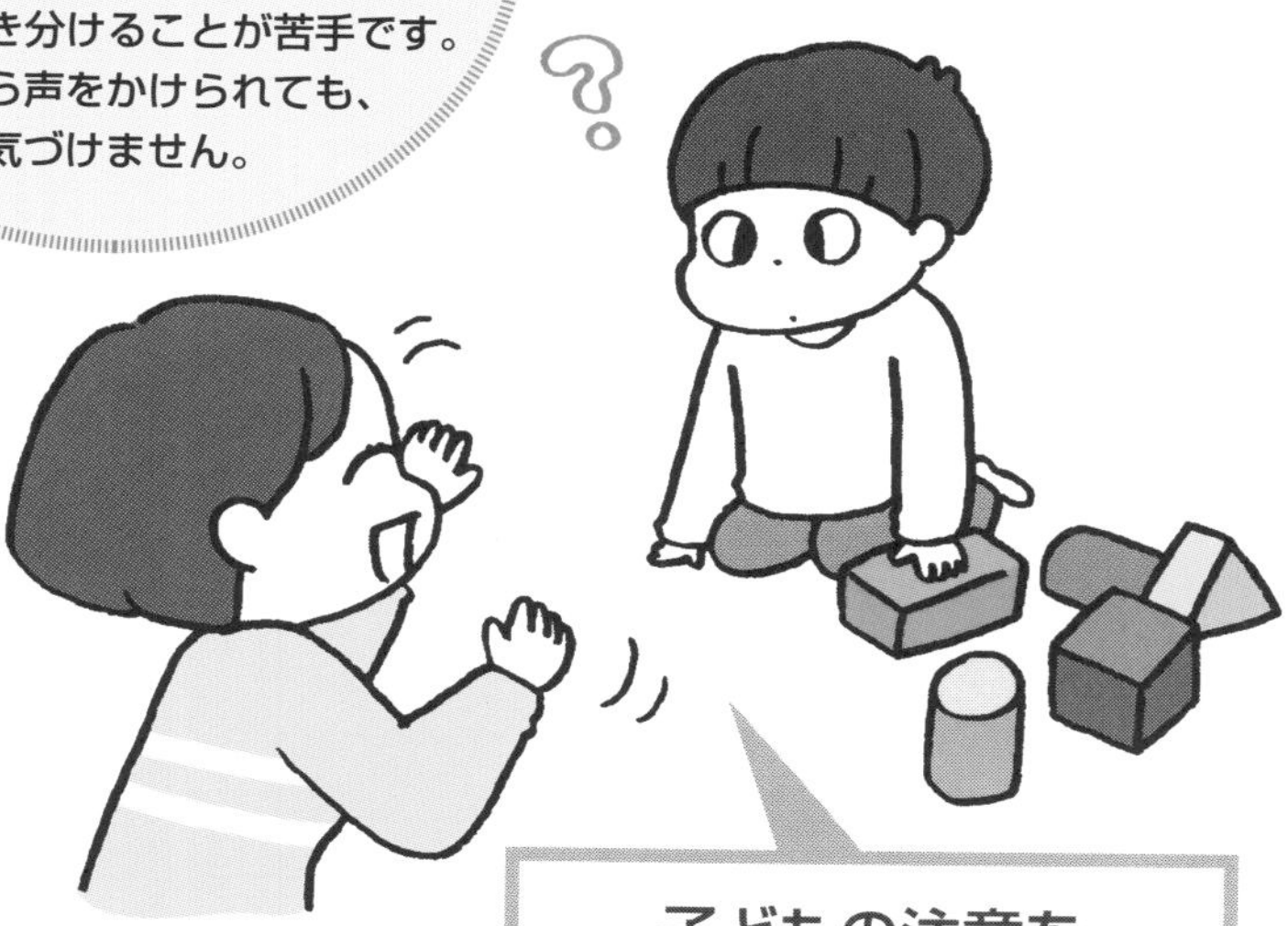

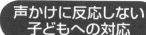

「ながら行動」ができないのかも

発達障害の子どものなかには、複数の動作を同時にする「ながら行動」を苦手とする子どもが多くいます。「遊ぶこと」に気をとられていると「声に反応すること」がむずかしく、結果的に呼びかけを無視したように受け取られます。

子どもの注意を引きつける工夫が必要

耳からの情報だけでなく、目からの情報を加えて呼びかけると気づきやすくなります。

- 子どもの正面にまわる
- 子どもの視界に入ってから手をふるなどして、子どもの注意を引き、今していることをいったんやめさせる
- 手をとめたことを確認できたら、話しかける

動きが途中で止まりやすい子どもへの対応

集中力が続きにくい子どもには、取りかかったことを最後までできるようにするための手助けが必要です。

気が散りやすいのかも

返事はしても、ほかに気になることがあれば言われたことに取りかかれません。なにかし始めても、集中できません。

テレビをつけたまま、その前で着替えさせようとしても気がそれるばかり

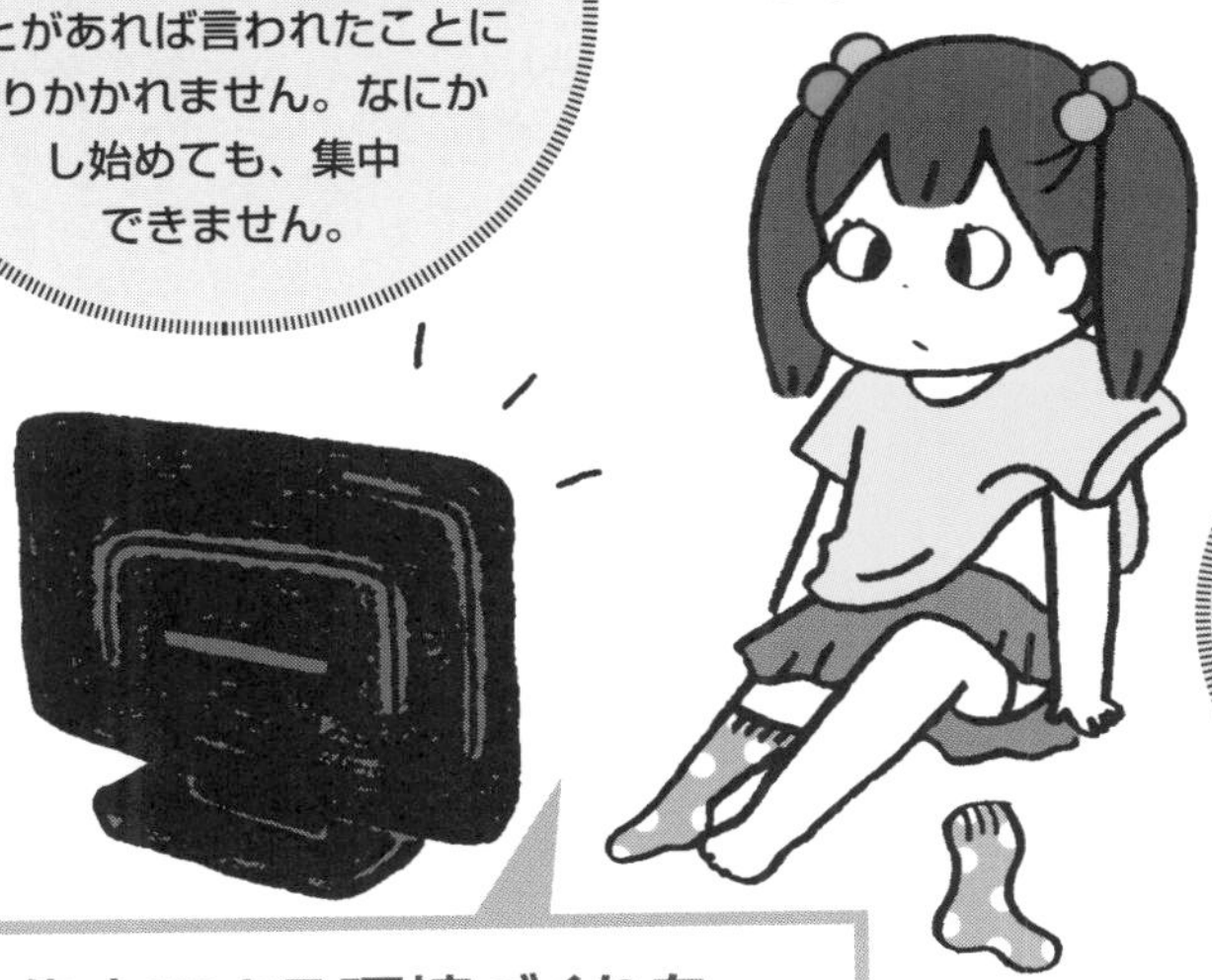

次になにをするかがわからないのかも

返事はしても、なにをするのかわかっていないことがあります。身支度などを始めても、途中で手順がわからなくなることもあります。

集中できる環境づくりを

部屋の中はものや音であふれています。身支度をする場所などは、できるだけ片づけ、気が散らないようにします。

手順の図示と声かけを

耳からの情報だけでなく、目からの情報も加えて呼びかけると気づきやすくなります。

- 「着替えるのはタンスの前」などというルールをつくる
  - Cちゃんは、お着替えをします
  - Cちゃんは、タンスの前に行きます
- 手順を描いた絵カードなどを貼っておく。動きが止まったら、カードを示しながら次の行動を促す言葉をかける（→ P73）

子どもの状態に合わせて上手に行動を促す

着替えや手洗い・うがいなど、子どもが自分でできることが増えても、なかなか自分からは取り組めないことがあります。声をかけても反応しない、返事はするけれどなかなか始めない、やっと取りかかったと思ったら途中で手が止まってしまう子どもに、イライラが募ることもあるでしょう。

しかし、そこで怒っても子どもの行動は促されません。子どもの状態に合わせ、効果的な促し方を考えていくことが大切です。

「ダメなこと」をくり返す

「お試し行動」なら、ふだんの接し方の見直しを

親など、まわりの大人の気を引きたくて、「ダメ」と言われていることを何度もくり返すことがあります。こうした「お試し行動」に過剰な反応は禁物です。

「なぜそうするか」を考えてみる

原因を考えずに「ダメ！」と叱っても、好ましくない行動はなかなか減りません。

ぶったり、かんだりする

いやな気持ちを言葉で表現できない」ことが暴力的なふるまいに結びつくことがあります。その場合には気持ちの適切な表現のしかたを教えていきます（→ P66）。

困ったら大人に助けを求める、いやな気持ちになったらぬいぐるみを抱きしめるなど、どうしたら手をあげずにすむかを教え、がまんできたら、たくさんほめることが大切です。

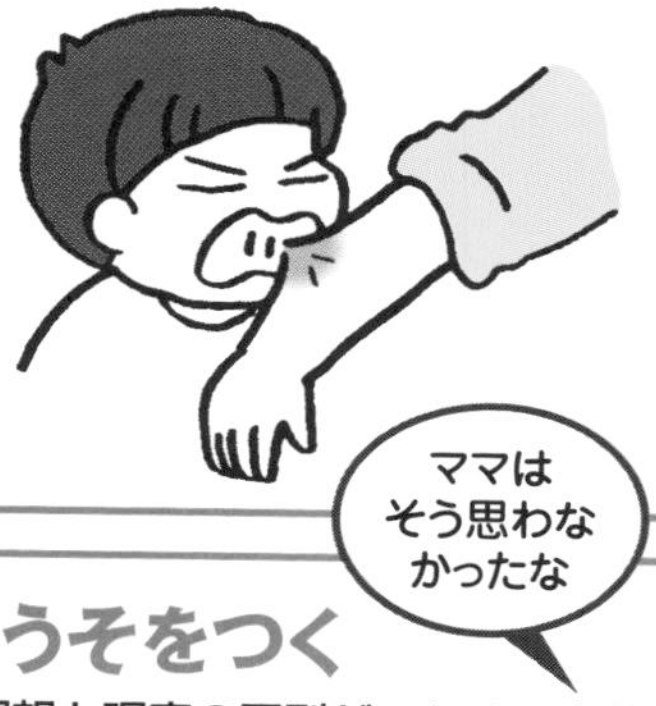

うそをつく

理想と現実の区別がつかず、自分の願望を本当にあったことのように言いふらしている場合もあれば、叱られたくないからうそを重ねてしまうこともあります。

「うそをつくとじっくり話を聞いてもらえる」ということを学習すると、エスカレートする可能性があります。うそであることが明らかなら、軽く受け流すほうがよいでしょう。

高いところにのぼってしまう

発達障害のある子どもは、高いところにのぼりたがることがあります。高いところにいる感覚の心地よさと、落ちたらけがをする、危険であると想像できないことがあいまって、なかなか歯止めがききません。

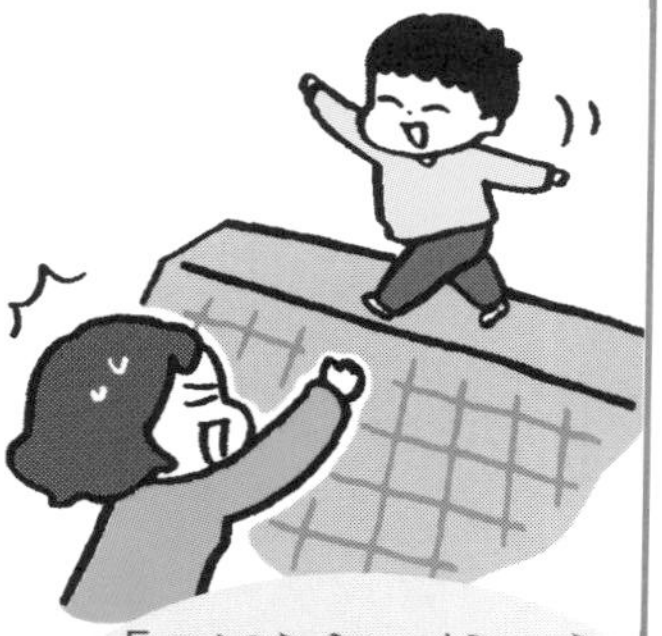

「のぼらない」というルールを決めて、教える

足場になるようなものは取り除き、のぼれないようにしたうえで、のぼってはいけない場所には、「×」「のぼりません」と書いたカードを貼っておく

↓

遊び始める前に確認

ここには、のぼりません

↓

高いところにのぼらずに遊んでいたらほめる

「お試し行動」に過剰な反応は禁物

大人の反応を期待して、わざとダメなことをくり返すことを「お試し行動」といいます。

これを減らすには、子どもに「ダメなことをしても自分の得にはならない」と感じさせること、同時に「ダメなことをしなくてもかかわってもらえる」と感じさせることが大切です。

ダメでしょ！

何をやってるの！

「やめさせたい」から過剰に反応する

オロオロしたり叱責の言葉を重ねたりする

「かまってもらえる」と感じるから何度もくり返す

子どもは「悪いことをすると相手をしてもらえる」と考える

その場での過剰な反応を控える

できるだけ冷静にふるまいます。行動を止めるときはシンプルに。たとえば、高いところにのぼりそうになったら、ルールを示すカードを見せながら「○○ちゃん、おります」と静かに声をかけます。手を広げて受け止めようとすると、それをしてもらいたくてくり返すことがあります。

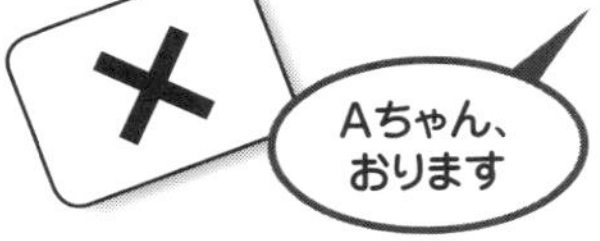

「ダメなことをしていないとき」の対応が大事

ふだんのかかわりのなかで、「試さなくてもかまってもらえる」と、子どもが実感できるようになればお試し行動は減っていきます。

1日10分でも20分でもかまいません。スキンシップをとったり、話をしたりする時間をつくりましょう。いっしょに遊び、問題となる行動をしていないときに、その子のできていることを認め、たくさんほめましょう。

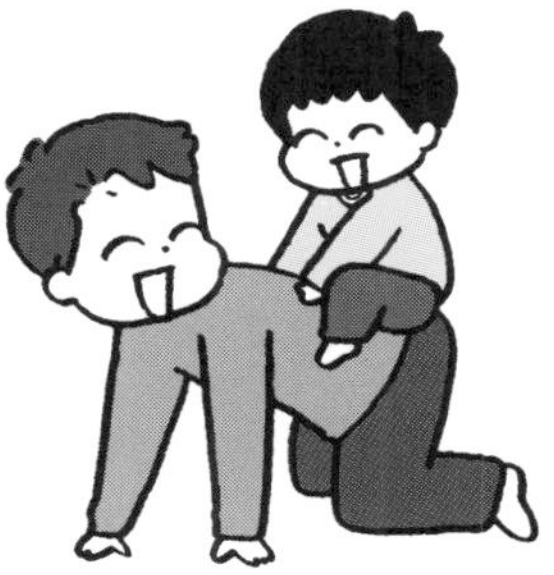

くり返す原因を考えて対応する

望ましくない行動の修正は、ダメなことをしたときに叱るより、していないときにほめ、望ましい行動をできるようにしていくのが原則です。ただ、子どもが「ダメなこと」を何度もくり返す場合は、その原因を考えて対応していくことが必要です。

なんでも口に入れてしまう

害のないものを与える、楽しみを増やす

知的な遅れがある場合、「なんでも口に入れてしまう」という子どもの行動に悩まされることがあります。叱れば止まるというものでもありません。

発達の遅れの現れ方の一つ

なんでも口に入れる、かじる、好きな人やものをなめるなどといった行動は、子どもがくちびるや口の中にものが触れる感覚を楽しんでいるために起こります。

だれもが通る「口唇期」

発達の段階として、「口唇《こうしん》期《き》」と呼ばれる時期があります。発達がゆっくりな場合、なかなかその時期から抜け出せません。

口の感覚ばかりにとらわれなくなる

さまざまな感覚を楽しめるようになると、口の中の感覚だけにこだわらなくなっていく可能性があります。

「楽しいこと」を増やしていく

子どもが「楽しい」「心地よい」と感じられる体験を増やしていくことが大切です。

感覚遊びは、発達がゆっくりな子どもでも楽しめる遊びです。まずは、くすぐりっこから始めてみるとよいでしょう（→ P75）。

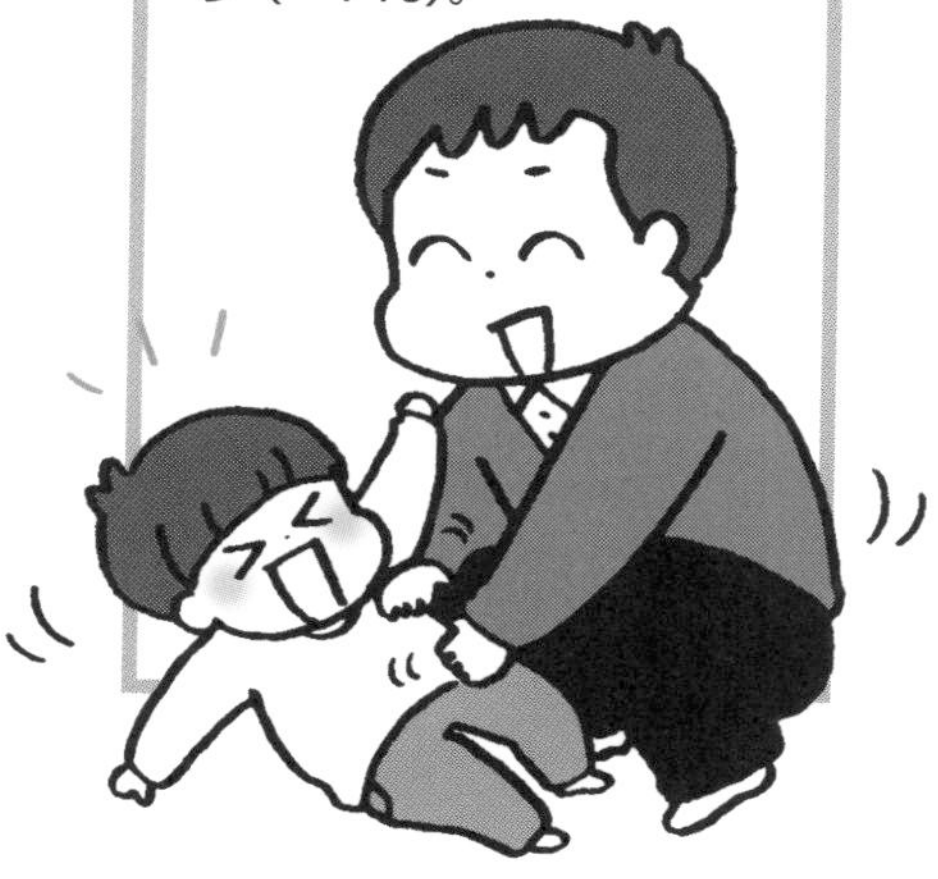

厳しく叱っても止まらない

定型発達の子どもでも、なんでも口に入れて困る時期はあります。発達の過程で、必ず通る道。叱ったからといってやめるようになるわけではありません。

ゆっくりであっても発達が進めば、このような行動は減っていき

ます。なんとかやめさせたいと思うのは当然ですが、「ほかのこと」に目を向けられるように、さまざまな体験をさせていきましょう。その取り組みが、困った行動の減少につながっていきます。

危険なものに手が届かないようにする

口に入れたり、飲み込んだりすると危険なもの、体に悪いものは、できるだけ手が届かないようにします。

●医薬品や電池などは手が届かないところに
●電気コード、コンセントなどはカバーをつける
●小さすぎるおもちゃは与えない

「性器いじり」に困ったときは

知的な発達に遅れがある子どもには、人前で自分の性器をいじるといった行動がみられることがあります。

思春期前の場合、性的な快感を求めてというより、「たまたまみつけた面白い感触のもの」をさわっているだけと考えられます。爪かみや指しゃぶりといった行動と同様に、関心がそればかりに向かないように働きかけていきます。

かゆみの治療
かゆみがあるためにさわりはじめ、それが続くことがある

制止はシンプルに
「お試し行動」の可能性もある。過剰に反応せず、冷静に対応する
(→ P89)

○○ちゃん、手は服の外に出します

「していないとき」に楽しいことを
子どもが性器いじりをしていないときをみはからって、楽しめる遊びに誘う

「異食」がみられる子どもには

知的障害の程度が比較的重い場合、ごみや髪の毛、ときには土や石を食べてしまうこともあります。

ガムやグミ、安全面に配慮した「かんでよいおもちゃ」を与えるとともに、口の感覚ばかりにとらわれないよう、ほかにも心地よい感覚があることを体験させていくことが大切です。

かむためのおもちゃ
歯固め用のおもちゃのほか、かみぐせのある子どものためのおもちゃも各種市販されている

「絶対阻止」より「別の楽しいこと」を促す

自閉症スペクトラムの傾向がある子どもは、不思議な動きをくり返しおこなうことがあります。無意味に思えますが、理由はあります。適切な対応で減らせることもあります。

行動に至る3つの理由

「なぜ、そんなことを？」と思うようなことを子どもがくり返すのは、3つの理由が考えられます。

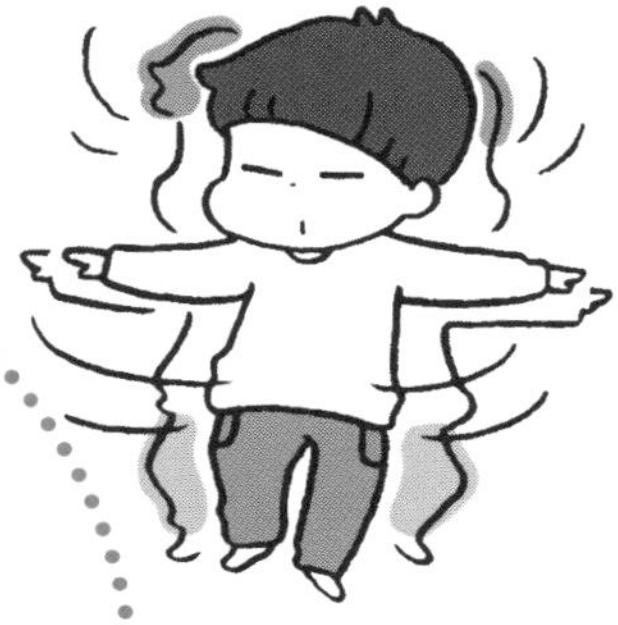

常同行動（自己刺激行動）

- 同じ場所でくるくる回る
- 自分の手をひらひらと目の前で動かす
- 高いところにのぼる（→P88）など

見通しが立たず不安になる

なにが起こるかわからない不安をまぎらわせるために、行動している可能性があります。

予定を示す

スケジュールを示す、なにをすればいいか示す、いつまで続くか示すなど、基本の対応を徹底します。

なにをすればよいかわからない

自由に過ごしてよい時間になると、子どもはなにをすればよいのかわからず、手持ち無沙汰になって常同行動を始めることがあります。

「してもよいこと」を選ばせる

その場で、してもよいことがなにかを示し、子どもに選ばせます。

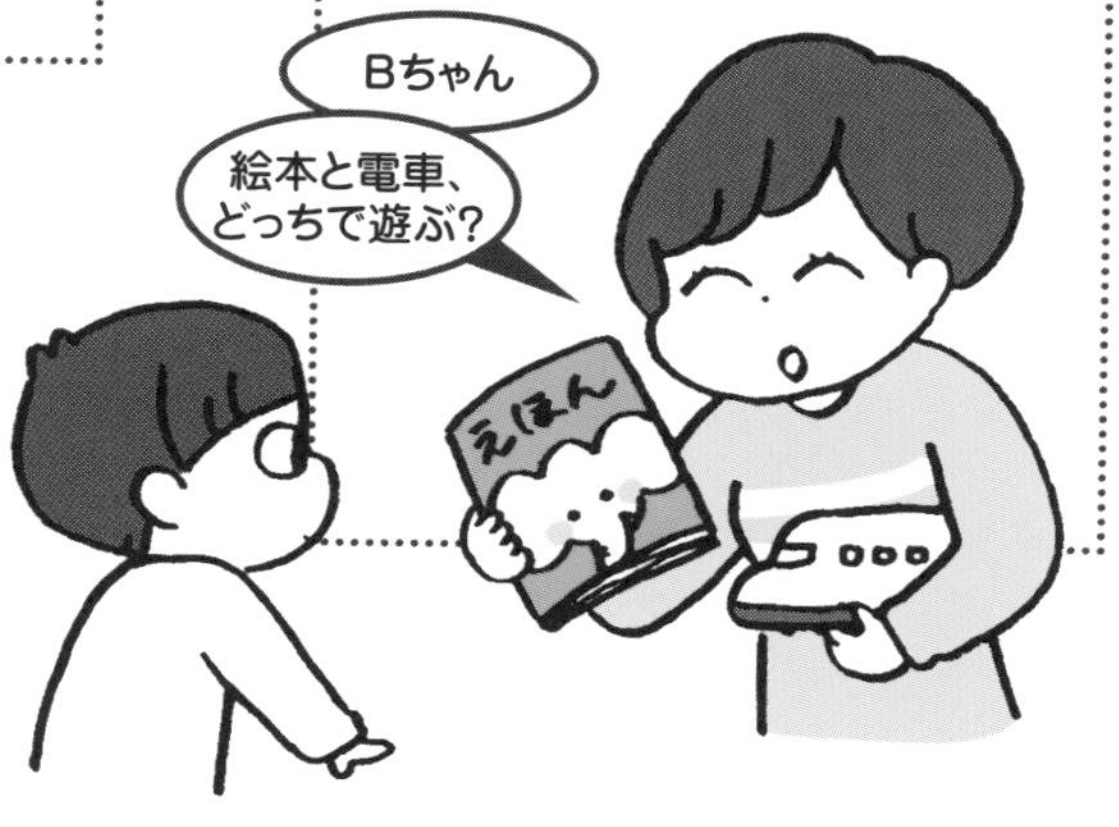

自由な時間をどう過ごせばよいかわかると常同行動は出にくくなる

自傷行為がみられる子には

知的な遅れのある子どもには、自分の頭を壁や床に何度も打ちつける自傷行為がみられることがあります。いやな気持ちを発散させるためにしていることもありますが、自己刺激という側面もあります。子ども本人は、痛みより心地よさのほうが大きいのです。

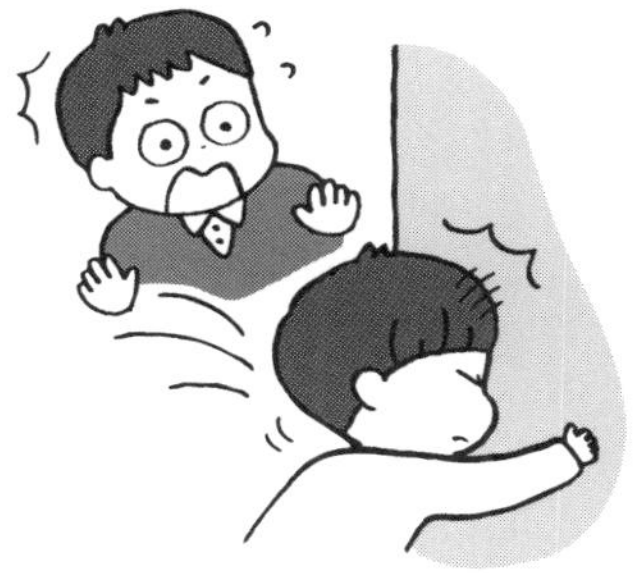

家族の心配は大きい

だからといって、好きなだけやらせておくわけにもいきません。けがを防ぎつつ、ほかの常同行動と同様に、考えられる原因への対応を進めていきましょう。

体を保護するための工夫

始まってしまったら、壁や床と、子どもの頭の間に薄いクッションなどを差しはさむ。たびたび起こる場合には、頭を保護するための「保護帽」の使用も検討する

＋

3つの理由への対応

自傷行為が始まる前に、先手を打とう

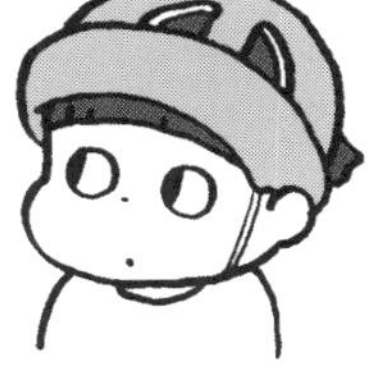

刺激を楽しんでいる

自分で刺激をつくり、それを楽しんでいる場合があります。刺激を楽しむための常同行動は、自己刺激行動とも呼ばれます。

多様な感覚を楽しませる

ほかの遊びの楽しさを知らないと、常同行動はなかなか減りません。ほかの遊びに誘い、自己刺激行動以外にも楽しいことがあることを経験させましょう。

子どもが楽しめることを探していこう

「わけのわからない行動はやめさせたい」と思っている人は多いでしょう。しかし、常同行動が始まるのには、子どもなりの理由があります。危険が生じるようなことや、ほかの人の迷惑になるようなことでないかぎり、無理にやめさせず、見守っていればよいでしょう。

ただし、たびたび常同行動がくり返されるのは、ほかの楽しみを知らないことの現れともいえます。親子でいっしょに楽しむ時間を増やしていきましょう。親としては、「楽しむどころではない」という心境かもしれませんが、子どもが楽しいと感じることの幅が広がっていけば、常同行動の多くは減っていきます。子どもの状態に合わせて、子どもが楽しめることを探していきましょう。

大人が障害のある子どもの「通訳者」になる

子どもどうしの関係がうまくいかないとき、親をはじめ周囲の大人に求められるのは、自分のことをうまく伝えられない子どもの「通訳者」になることです。

一人で過ごすことが悪いこととは限らない

友だちの遊びの輪に加わらず、ぽつんと一人で過ごしている子どもの様子をみて、仲間はずれにされているのではないかと心配になることがあるかもしれません。しかし、必ずしもそうとは限りません。

別のことをしていたいのかも……

自分が好きなことをしているほうが楽しいなら、無理にいっしょに遊ばなくてもよい

見ているだけで満足なのかも……

ほかの子どもの様子を見ているだけで、十分楽しく感じていることも

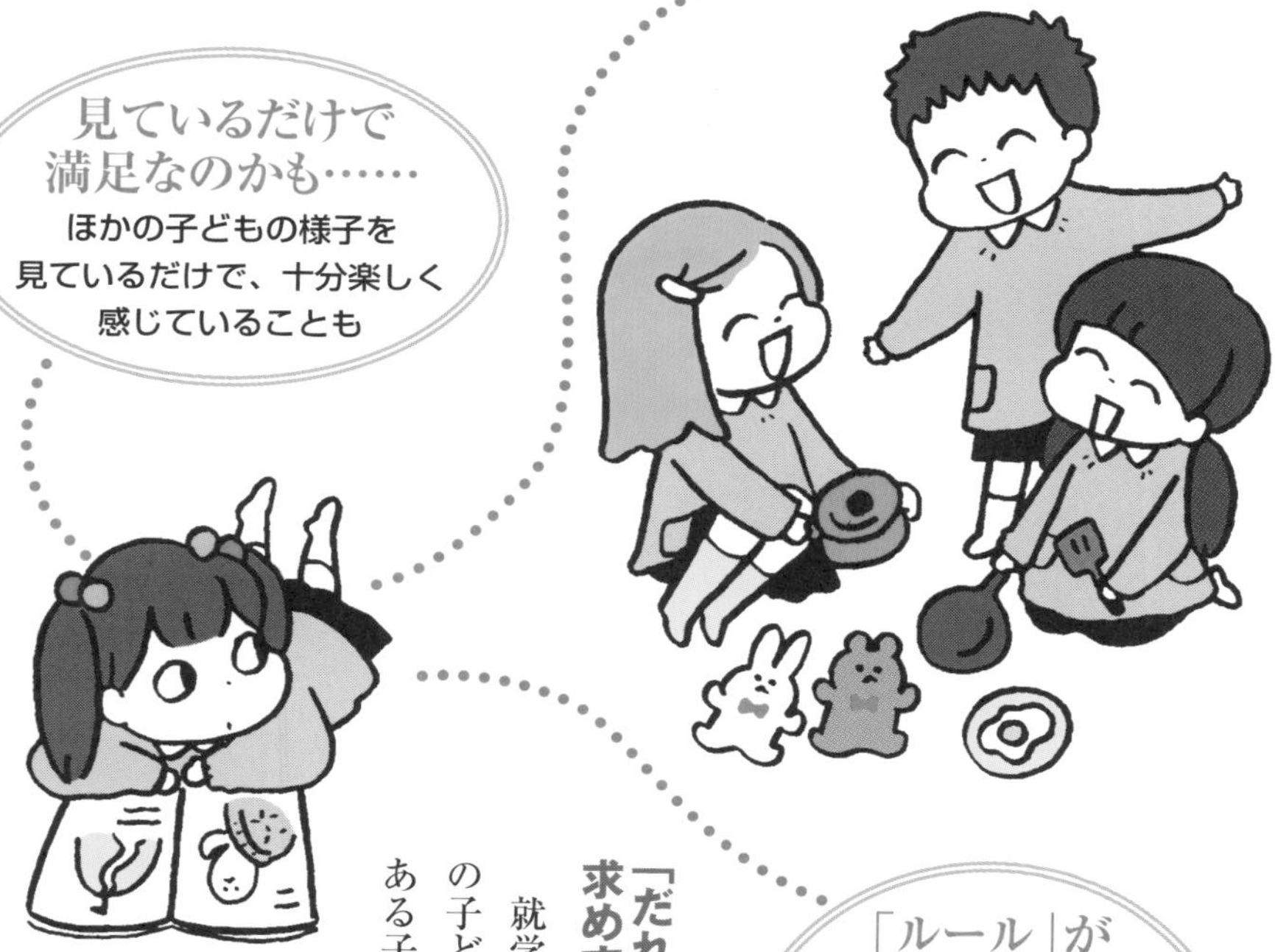

「ルール」がわからないのかも……

いっしょに遊びたそうな様子があれば、大人が働きかけて輪に加わらせることも考える

「だれとでも仲良く」は求めすぎないほうがよい

就学前でも就学後でも、同年代の子どもとのかかわりは、障害のある子どもの発達を促すよい刺激になることが期待されます。一方で、友だちとの関係がなかなかうまくいかないこともあります。

うまくいかない要因の一つに、障害のある子ど

「困った友だち」に理解を求めるポイント

障害のあるわが子に対する友だちの発言や態度に、「いやなことを言うなあ」と不快感を覚えたり、対応に困ったりすることもあるでしょう。しかし、友だちからの問いかけや訴えは､理解を促すよいきっかけになります。障害のある子どもの状態や気持ちがわかれば、友だちは見守ったり、応援してくれたりするようになります。

バカにしたような発言の多い友だちには……

「いじわるな子」のようにも思えますが、素朴な疑問を口にしているだけのことも。「そんなこと言わないで、仲良くしてあげて」と受容を求めるだけでなく、子どもの特性や、今取り組んでいることを具体的に伝えていきましょう。

○○ちゃん、まだできないの？どうして？

○○ちゃんは〜が苦手なの。練習しているところだから、応援してほしいな

「○○ちゃんは、すぐたたくからいや！」と言う友だちには……

不適切な行為を訴えられたら、まずは謝罪します。そのうえで、障害のある子どもの気持ちを代弁するようにしましょう。

ごめんね。痛かったね。あなたと遊びたいってうまく言えなくて、たたいちゃうときがあるみたいなの。たたかないで気持ちが伝えられるように、練習しておくね

なんでも手伝ってくれようとする友だちには……

「頼もしい友だち」ではありますが、お手伝いをすると自分がほめられるからうれしい、と感じている面もあります。「よろしく！」などと言いすぎると、お手伝いがエスカレートして、障害のある子どもの発達の妨げになってしまうこともあります。

私がやってあげる〜！

今､自分でできるようにがんばってるところなの。ちょっと時間がかかりそうだけど､待っててくれるとうれしいな

保育者や先生には状況を伝えておく

通園先の友だちとのことは保育者に、学校でのトラブルは先生に必ず伝えておきましょう。たとえば「たたかれた」という訴えは、じつは友だちのほうが本人のいやがることを強要したから､などというケースもあり得ます。

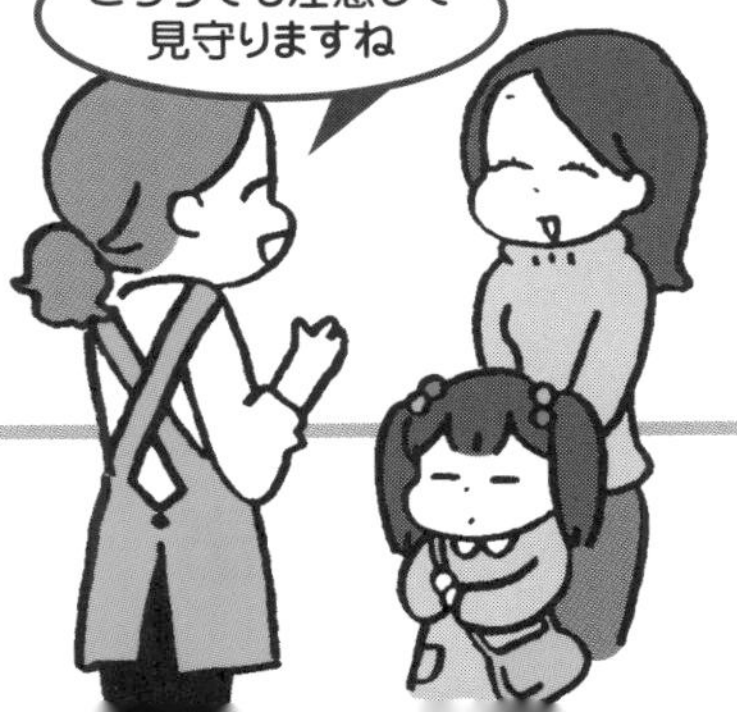

もがなぜ特有の行動をとるのか、どんな思いをもっているか、ほかの子どもたちにはわかりにくいということがあります。親をはじめとする大人が、障害のある子どもの気持ちや特性をわかりやすく、いわば「通訳」をして、理解を求めることが必要です。

ただし、「いつも友だちといっしょにいなくてはいけない」というわけではありません。気が合う・合わないはだれにでもあります。「だれとでも仲良く」を求めすぎないことも大切です。

「この子も……？」と感じても焦らず、見守ろう

障害のある子どものことだけでなく、その子のきょうだいについても心配なことがある人は少なくないでしょう。親として、きょうだい児にどのようにかかわっていけばよいでしょうか？

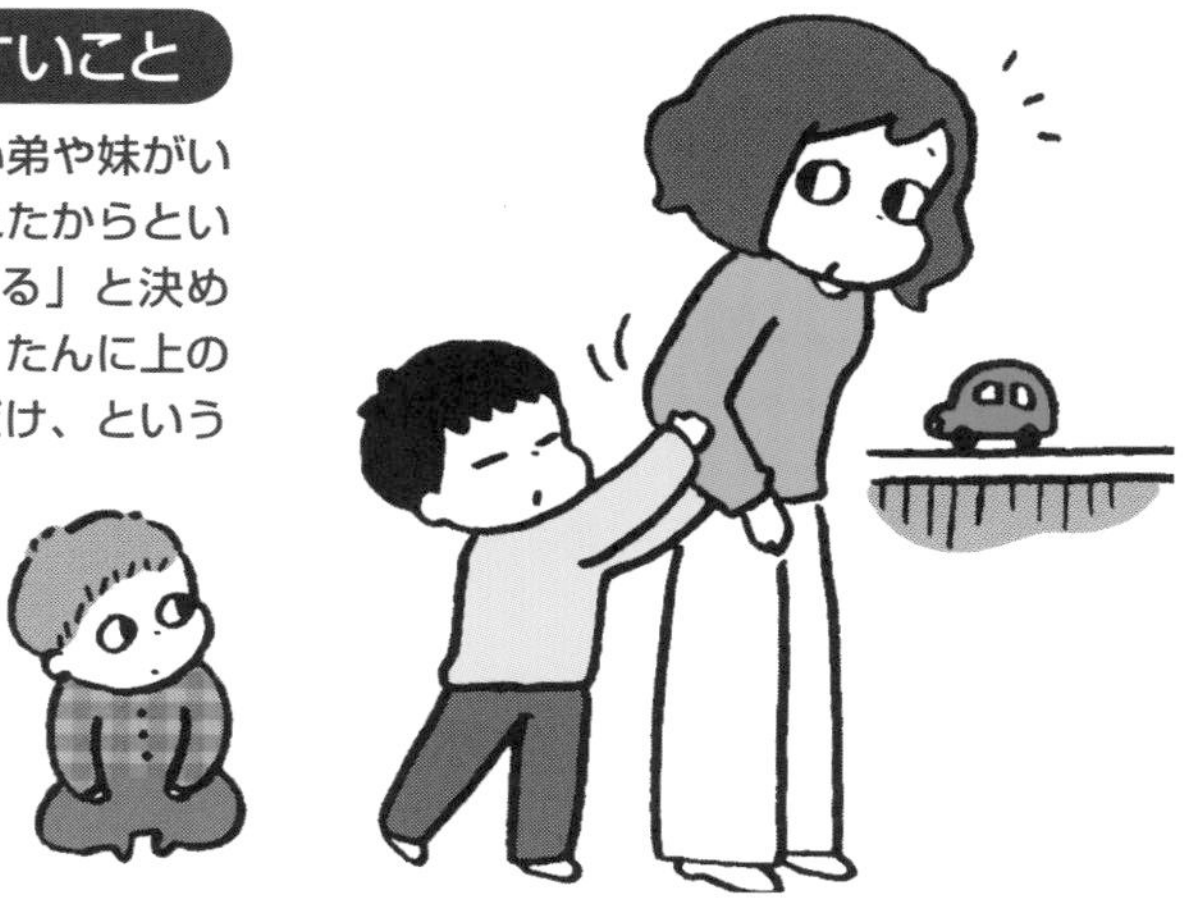

弟・妹に起こりやすいこと

障害のある子どもに幼い弟や妹がいる場合、似た特徴がみられたからといって、「この子も障害がある」と決めてかからないでください。たんに上の子どものまねをしているだけ、ということもあります。

上の子のまねをする
障害のある子どもといっしょに過ごす時間が長い弟や妹は、上の子のふるまい方をまねすることがあります。

遺伝的な傾向が似ている
とくに発達障害は、遺伝的な要因が強いと考えられます（→ P26）。

似たような特徴があるように感じられる

異なる集団での生活が始まる
下の子自身が、保育園などに入り、いろいろな子どもたちとのかかわりが増えると、きょうだいからの影響は相対的に減ります。

特徴が消える
気がかりなことが減っていけば、とくに発達相談などは必要ありません。

そのままのこともある
引き続き、気がかりなことがあるようなら、上の子のときと同じように発達検査などを受け、必要に応じて療育を受け始めましょう。

きょうだい児の思いも受け止めていこう

きょうだいそろって発達障害があるということは、まれではありません。ただ、特性の現れ方や知的発達の程度が異なることは多いもの。障害の有無、障害の種類が

判明するまでに時間がかかるのは、上の子の場合と同じです。焦らずに対応していきましょう。

一方、きょうだいのなかで障害がある子どもは一人だけという家庭では、親が定型発達の子どもとだけ過ごす時間を、積極的につくっていきたいところです。きょうだい児の思いを受け止めることで、障害のある子どもを理解し、見守ろうという気持ちが生まれやすくなるでしょう。

定型発達のきょうだいに心がけたいこと

障害のある子どもに対して、定型発達のきょうだいは複雑な感情をいだいていることがあります。協力を求めるだけでなく、きょうだい児の思いを受け止めて対応していきます。

不満や不公平感をいだきやすい

障害のある子どもと定型発達のきょうだいとでは、手のかかり方も親の心配の度合いも違います。きょうだい児は、「自分は放っておかれている」「自分ばかり、がまんさせられている」などと、不公平感をいだいていることが少なくありません。

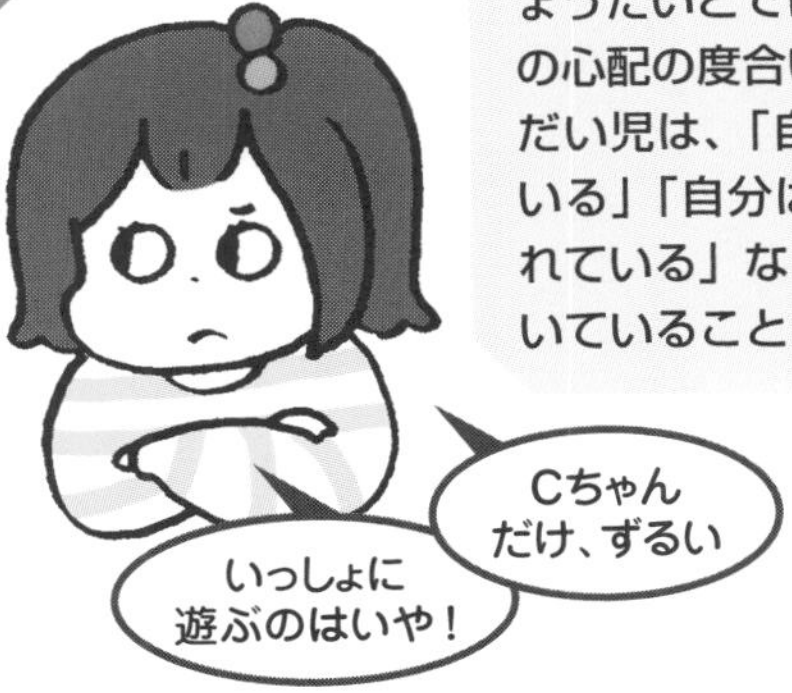
Cちゃん
だけ、ずるい
いっしょに
遊ぶのはいや！

障害について具体的に説明する

「○○ちゃんは、障害があるからしかたないんだよ」という回答では、納得しません。障害の特徴と対応について、具体的に伝えておくことで、納得しやすくなります。

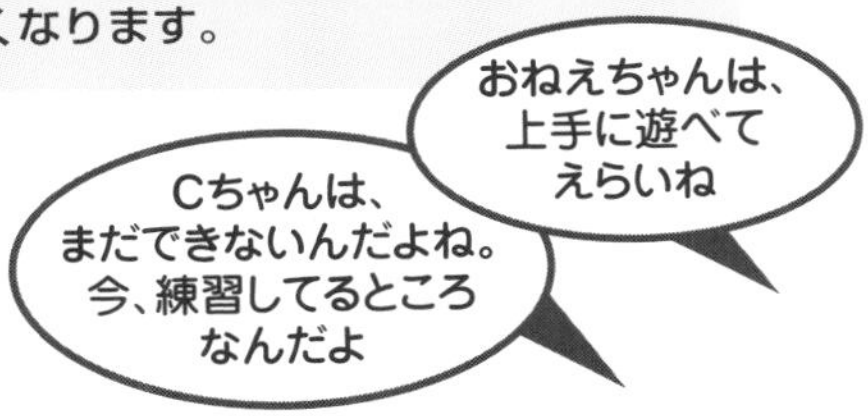
おねえちゃんは、
上手に遊べて
えらいね
Cちゃんは、
まだできないんだよね。
今、練習してるところ
なんだよ

いっしょに遊べるように工夫する

遊びにもルールがあります。「○○ちゃんはわからないから」と注意せず、やりたいようにさせているだけでは、きょうだいは面白くありません。

できるかぎり親もいっしょに遊び、障害のある子どもが遊びのルールや順番を守れるように手助けしていきましょう。その様子をみて、きょうだいも「こうすれば、いっしょに遊べるんだ」と学んでいけます。

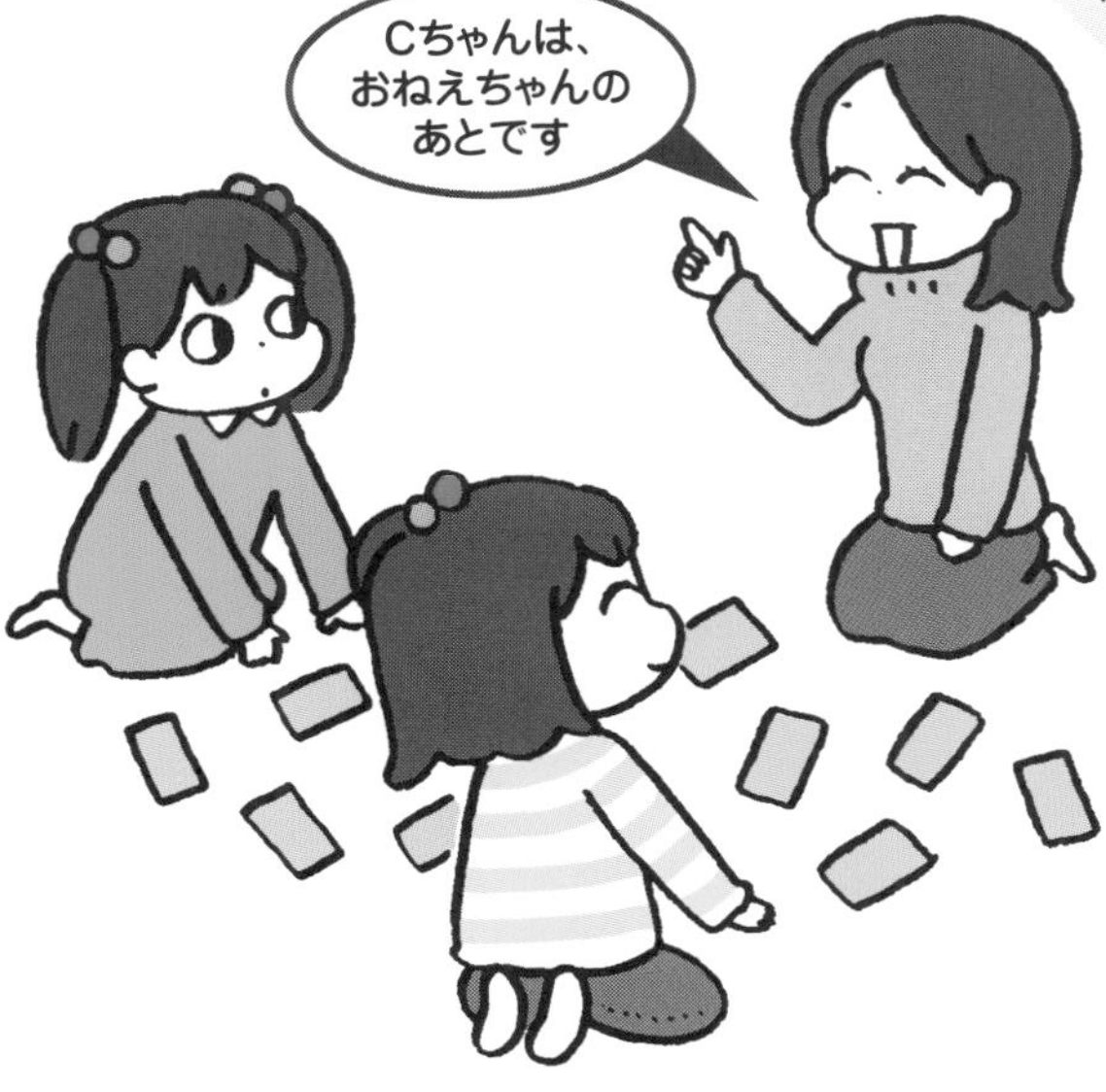
Cちゃんは、
おねえちゃんの
あとです

COLUMN

お母さん、お父さんのストレス解消も大切

いらだちが募るほど「禁句」を発しやすい

障害のある子どもと向き合う毎日は、大きなストレスがたまりがちです。「またか」と思うようなことをくり返す子どもに、「なんで！」「どうして！」と声を荒らげてしまう日もあるかもしれません。

いらだちが募るほど、こうした「禁句」がこぼれ落ちやすくなります。だからこそ必要なのは、お母さん、お父さん自身のストレスを解消していくことです。

「頼れる先」を増やしていこう

たとえば「人と話すこと」は、多くの人にとってはストレスを解消するよい手段の一つです。しかし、定型発達の子どもの親とは子育ての悩みを共有しにくい、話すとかえって落ち込むなどということもあります。障害のある子どものいる親どうしでも、子どもが同年齢の場合、相手と自分の子どもをくらべてしまい、苦しくなるという声もあります。その点、少し年上の障害のある子どもを育てている人とは、気負いなく話せることが多いようです（→P39）。

また、子どもが保育園や幼稚園、こども園、療育機関などで過ごす時間は、自分のためだけに使うと割り切るのもよいでしょう。家庭だけ、自分だけでなんとかしなければとかかえこまず、「頼れる先」を増やしていくことが大切です。

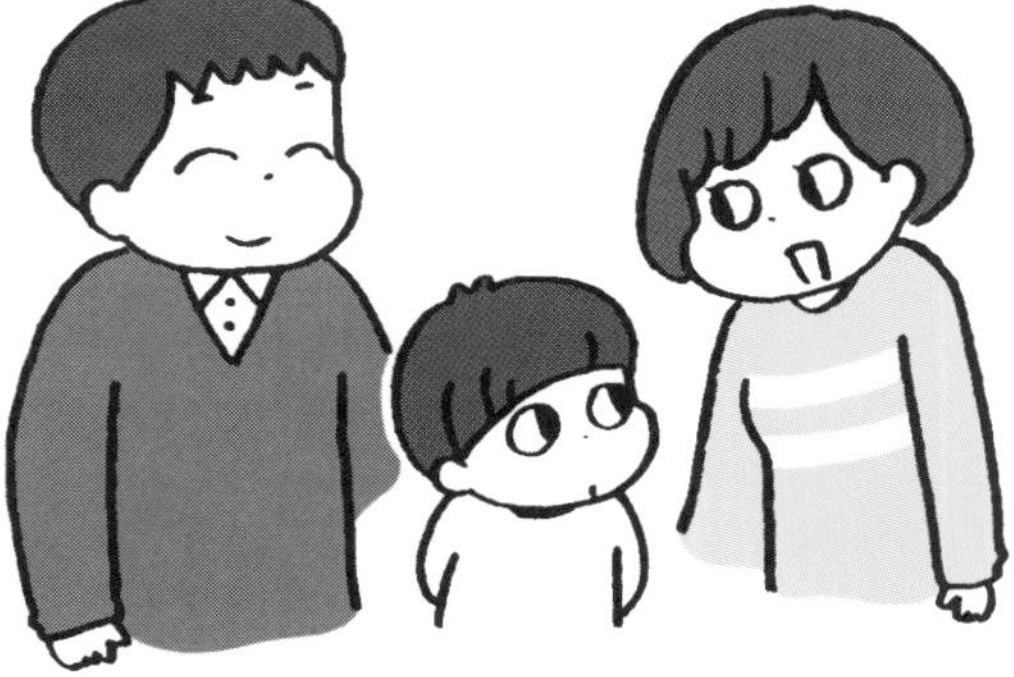

子どもに穏やかにかかわっていくには、子どもから離れ、親自身がほっとできる時間をもつことも必要

健康ライブラリー イラスト版
知的障害《ちてきしょうがい》/発達障害《はったつしょうがい》のある子《こ》の育《そだ》て方《かた》

2020年4月21日 第1刷発行

監 修 徳田克己（とくだ・かつみ）
水野智美（みずの・ともみ）
発行者 渡瀬昌彦
発行所 株式会社講談社
東京都文京区音羽二丁目12-21
郵便番号 112-8001
電話番号 編集 03-5395-3560
販売 03-5395-4415
業務 03-5395-3615
印刷所 凸版印刷株式会社
製本所 株式会社若林製本工場
N.D.C. 493 98p 21cm

ISBN978-4-06-519309-9

■監修者プロフィール

徳田 克己（とくだ・かつみ）

筑波大学医学医療系教授、教育学博士、臨床心理士。専門は子ども支援学、子育て支援学、気になる子どもの保育。筑波大学発ベンチャー企業「子ども支援研究所」の所長として、各地で講演をおこない、育児に悩むお母さんやお父さんからの相談に応じている。『具体的な対応がわかる　気になる子の保育――発達障害を理解し、保育するために』（チャイルド本社）、『こうすればうまくいく！　知的障害のある子どもの保育』（中央法規出版）など、著書、監修書多数。

水野 智美（みずの・ともみ）

筑波大学医学医療系准教授、博士（学術）、臨床心理士。「子ども支援研究所」副所長。『はじめよう！障害理解教育―― 子どもの発達段階に沿った指導計画と授業例』（図書文化社）、『こうすればうまくいく！　自閉症スペクトラムの子どもの保育』（中央法規出版）など著書多数。

■参考資料

水野智美・西村実穂著／徳田克己監修『こうすればうまくいく！　知的障害のある子どもの保育』（中央法規出版）

徳田克己監修／水野智美編著『具体的な対応がわかる　気になる子の保育――発達障害を理解し、保育するために』（チャイルド本社）

有馬正高監修『知的障害のことがよくわかる本』（講談社）

渡部　伸監修『障害のある子が将来にわたって受けられるサービスのすべて』（自由国民社）

ADHD、アスペルガー、発達障害 子育てに悩む人のための子育て支援サイト Kidshug【キッズハグ】（徳田克己監修）
https://kidshug.jp/

●編集協力 オフィス201、柳井亜紀
●カバーデザイン 松本 桂
●カバーイラスト 長谷川貴子
●本文デザイン 勝木デザイン
●本文イラスト 松本麻希